张奉春
降尿酸防痛风饮食

Gout ·————— 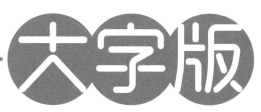 大字版

张奉春 主 编
北京协和医院内科学系主任、风湿免疫科主任
教授，博士生导师，主任医师

史文丽 副主编
北京博爱医院临床营养科副主任营养师
中华医学会北京分会临床营养学分会委员

 中国轻工业出版社

图书在版编目（CIP）数据

张奉春降尿酸、防痛风饮食：大字版 / 张奉春主编 .
—北京：中国轻工业出版社，2024.5
ISBN 978-7-5184-3802-0

Ⅰ . ①张… Ⅱ . ①张… Ⅲ . ①痛风—食物疗法 Ⅳ .
①R259.897

中国版本图书馆 CIP 数据核字（2021）第 266728 号

责任编辑：付 佳

策划编辑：翟 燕 付 佳 责任终审：劳国强 封面设计：伍毓泉
版式设计：悦然生活 责任校对：宋绿叶 责任监印：张京华

出版发行：中国轻工业出版社（北京鲁谷东街 5 号，邮编：100040）
印 刷：北京博海升彩色印刷有限公司
经 销：各地新华书店
版 次：2024 年 5 月第 1 版第 2 次印刷
开 本：710×1000 1/16 印张：15
字 数：220 千字
书 号：ISBN 978-7-5184-3802-0 定价：49.80 元
邮购电话：010-85119873
发行电话：010-85119832 010-85119912
网 址：http://www.chlip.com.cn
Email：club@chlip.com.cn

　　"痛风"一词最早出现在南北朝时期的医学典籍里，因其疼痛来得快，如一阵风，故而得名。以前，痛风是一种"富贵病"，古代的达官贵人，痛风的发病率很高，不少帝王都曾患痛风：罗马皇帝查理五世和西班牙国王菲利普二世因痛风而致残，法国和英国历史上也有多位帝王患有痛风。那时，普通百姓的发病率较低。

　　然而，现代人的生活条件大大提高了，痛风的发病人群整体呈现上升趋势，其中饮食不当（大量喝啤酒、吃海鲜，过量摄取动物性脂肪）是造成痛风的主要诱因。另外，如糖尿病、高血压、血脂异常、肥胖等代谢性疾病的增多，也在某种程度上增加了患痛风的概率。据推测，高尿酸血症在全国的发病率接近13.3%，而1.1%的高尿酸血症患者最终会患痛风。

　　既然痛风主要是由饮食不当引起的，那么，如能在日常生活中注意饮食调理，还是能预防和控制其发作的。

　　本书详解读者关心的饮食要点，从营养素、日常饮食、中草药食疗、并发症、膳食细节、不同疾病期饮食与用药等多个方面深入浅出地为痛风患者介绍该怎么吃、怎么补，以及应该避免吃什么。

　　相信，坚持长期的饮食调理并积极配合治疗，痛风患者定能有效预防和控制痛风的发作。

目录　CONTENTS

揭秘尿酸与痛风的关系

PART 1 营养素推荐
排尿酸要补什么、怎么补

PART 3 中草药推荐
药食同源消肿痛

PART

4 痛风并发症饮食推荐
调节尿酸，远离并发症

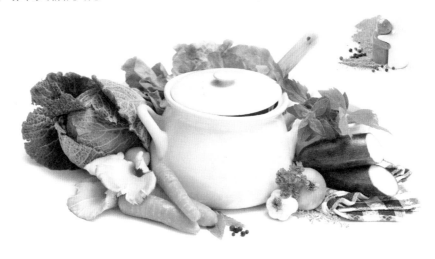

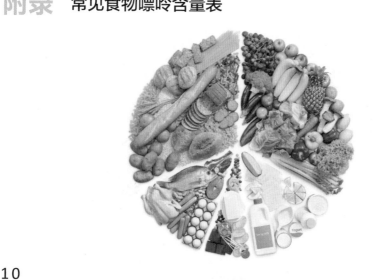

揭秘尿酸与痛风的关系

哪些人容易得痛风

过去，痛风的发病人群多见于中老年人，但由于饮食习惯和生活方式等因素的改变，现在已经出现年轻化的趋势，在任何年龄都会发生，尤以 40 岁以上的中年男性高发。具体来说，以下人群容易得痛风。

"三高"人群

痛风属于代谢性疾病，因此患有糖尿病、高血压、血脂异常的"三高"人群应格外注意。痛风像是一座冰山，就看先露哪个角。即使目前还没有出现痛风的症状，但它仍是非常大的潜在威胁。

肥胖人群患痛风的概率相对较高。因为肥胖会引起内分泌紊乱，嘌呤代谢加速也可能导致血尿酸浓度增高，约有 50% 的痛风患者超过理想体重 15%。

肥胖人群

工作忙碌、压力大的人不注意休息，也会增加高尿酸血症发病的可能，特别是久坐不运动的白领。过度劳累可使人体自主神经调节紊乱，从而引起尿酸排泄减少。因此，为了预防痛风，应避免过度劳累。

脑力工作者及过度劳累人群

有痛风家族史的人

原发性痛风具有遗传性，但真正由遗传引发的痛风很少。患痛风代数越多，族群中患痛风的人越多，遗传的可能性就越大。

雄激素会抑制尿酸排泄，促进尿酸盐沉积，所以一般女性绝经后才会得痛风。体形肥胖的中年男性是高发人群，很大一部分原因与其应酬多、常喝酒、爱吃肉、习惯大吃大喝有关。

贪酒嗜肉的中年男性

认识体内 "垃圾" ——尿酸

痛风是高尿酸血症最常见的表现，是体内尿酸过多、尿酸结晶在关节处沉淀的结果。所以，谈到痛风就不得不说尿酸，说尿酸就不得不说嘌呤。嘌呤主要是由食物细胞核中的核苷酸分解代谢产生。嘌呤经过一系列代谢变化，最终形成的产物叫尿酸，摄入嘌呤过多或排泄减少是造成体内尿酸升高的直接原因。

尿酸的来源

尿酸是人体内嘌呤核苷酸分解的代谢终产物。尿酸按来源不同分为内源性和外源性两种：内源性尿酸是从体内的氨基酸、磷酸核糖及其他小分子化合物的合成和核苷酸的分解代谢而来，约占体内总尿酸的 80%；外源性尿酸来自含嘌呤的食物，约占体内总尿酸的 20%。需要说明的是，不同食物的嘌呤含量差别很大。在高尿酸血症的形成中，内源性尿酸比外源性尿酸更为重要。

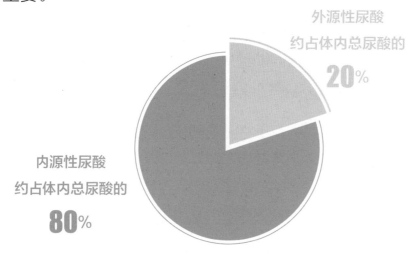

外源性尿酸
约占体内总尿酸的
20%

内源性尿酸
约占体内总尿酸的
80%

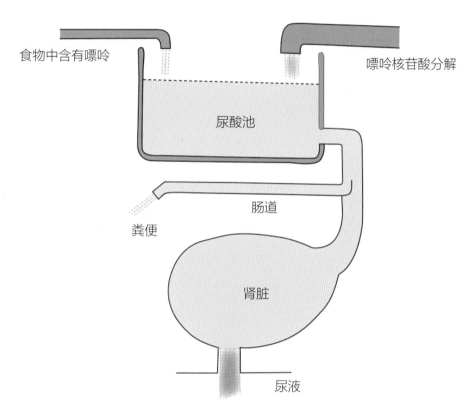

食物中含有嘌呤

嘌呤核苷酸分解

尿酸池

粪便

肠道

肾脏

尿液

体内嘌呤的来源及代谢途径

尿酸是人体的"垃圾"

尿酸，可以说是人体的代谢"垃圾"，正常情况下，体内产生的尿酸 2/3 通过肾排泄，1/3 通过肠道排泄。体内的尿酸不断生成和排泄，因此它在血液中维持一定的浓度。

正常情况下，人体内含有 1000～1200 毫克尿酸，每天大约产生 600 毫克尿酸，同时又有 600 毫克左右的尿酸被排出体外，所以正常人每天产生的尿酸与排泄的尿酸量维持在平衡状态。

体内尿酸堆积的4种途径

1. 内源性生成增多：嘌呤代谢过程中酶缺陷，核酸分解加速和嘌呤氧化产生尿酸增多。

2. 外源性吸收增多：摄入富含嘌呤的食物增多。

3. 排泄减少：由肾经尿排出减少。

4. 体内代谢减少：即尿酸内源性破坏减少。

因此，防治痛风一方面要减少嘌呤的摄入，另一方面要增加尿酸的排泄。

尿酸的正常值

在肾功能化验单中，UA 代表血尿酸，这项指标很重要，尤其是在诊断痛风时。

UA 参考值为：男性正常值范围为 149～417 微摩 / 升，女性要略低一点，为 89～357 微摩 / 升。

需要做尿酸检测的人群

早期发现痛风最简单有效的方法就是检测血尿酸浓度。通过检测可及时发现高尿酸血症，这对痛风的早发现、早预防、早治疗具有十分重要的意义。以下人群应每半年做一次尿酸检测。

需要做尿酸检测的人群

- 直系亲属患有痛风。
- 60 岁以上的老年人。
- 常常吃肉并有饮酒习惯的中老年人。
- 单关节发炎的中老年人。
- 绝经后的女性、身体肥胖的中年男性。
- 2 型糖尿病患者。
- 患有高血压、冠心病、动脉硬化、脑血管病（比如脑出血、脑梗死）的人。
- 双侧肾结石和多发性肾结石患者。

检测尿酸应注意什么

检测后，如果一次血尿酸测定结果偏高，最好复查一次，因为尿酸受运动、饮食和药物的影响很大。

1 应在清晨空腹状态下抽血送检

严格来说，在抽血的前 3 天应避免吃高嘌呤食物（如海鲜、动物内脏等），禁止饮酒，避免剧烈运动（如奔跑、快速上下楼等），因为剧烈运动可使血尿酸升高。

暂停服用各种影响肾功能的药物，如水杨酸类药物、降压药、抗精神病药等。

尿酸高不一定就是痛风

引起血尿酸水平升高的原因分为原发性与继发性。原发性的主因为人体尿酸生成过多和尿酸排泄减少；继发性的主因为细胞增殖过快，导致核酸分解代谢增加，如急慢性白血病、肿瘤化疗；肾功能减退，如肾炎；中毒，如四氯化碳中毒、铅中毒；服某些药物。

痛风属于原发性高尿酸血症。据统计，痛风在急性关节炎发作时，约有30%的人血尿酸值在正常范围内，但只要继续追踪检测尿酸值，则大多会升高。而继发性高尿酸血症患者在去除引起尿酸水平升高的因素后，血尿酸可以恢复正常。

高尿酸血症不等同于痛风

有的人在体检时发现血尿酸值增高，就怀疑自己得了痛风。其实，如果只有血尿酸水平升高，未有过急性关节炎发作，只能称之为高尿酸血症。高尿酸是痛风的生化标志，但并非等同于痛风，发作过关节炎，才可称之为痛风。

高尿酸血症的诊断标准

一般来说，在检查血尿酸水平时，如果发现男性超过 420 微摩 / 升、女性超过 360 微摩 / 升，则可诊断为高尿酸血症。约有 19% 的高尿酸血症患者会发生痛风。

一次血尿酸高 ≠ 高尿酸血症

如果只有一次血尿酸升高，也不能诊断为高尿酸血症。因为有不少因素可能使血尿酸升高，如饥饿，饮酒，进食高热量、高嘌呤的饮食，以及应用噻嗪类及氨苯蝶啶等利尿剂、小剂量阿司匹林等药物。只要除掉这些因素，尿酸就可以恢复正常。

因此，不能因一次检查血尿酸升高，就"一次定终身"诊断为高尿酸血症，更不能仅因一次血尿酸值升高就戴上痛风的帽子。一般至少间隔 3 日复查后再明确诊断。

痛风必须具备两个条件

痛风必须具备两个条件：一个是高尿酸血症；另一个是痛风性关节炎。长期高尿酸状态多会发展成痛风，但痛风的病因不仅仅是因为血尿酸高。有的痛风患者血尿酸在正常范围，这是因为这些人尿酸基础值低所致。

高尿酸血症一般不用治疗，但痛风必须治疗

高尿酸血症属于痛风的无症状期，只要注意饮食或找出原因矫正，尿酸值通常会恢复正常，不需要药物治疗。而痛风则是一种关节痛反复发作的疾病状态，必须服药治疗。

持续高尿酸状态，容易诱发痛风

在很多人眼中，痛风好像是关节出了问题，其实是人体内分泌和代谢出现了问题。

痛风是一种什么病

痛风属于代谢性疾病，是由于体内嘌呤代谢发生异常，导致尿酸在人体血液内浓度升高而发病。当体内产生太多尿酸，或是身体不能有效地把尿酸排出体外时，升高的尿酸就会形成结晶，堆积在关节处，导致关节急性发炎。发炎的关节会有明显的红肿热痛现象，不但不能碰，甚至连风一吹都会疼痛难耐。疼痛一般在 3～10 日后逐渐消退，症状常在用药后的第二天明显缓解。因其发作和缓解如风一般来去匆匆，故名"痛风"。

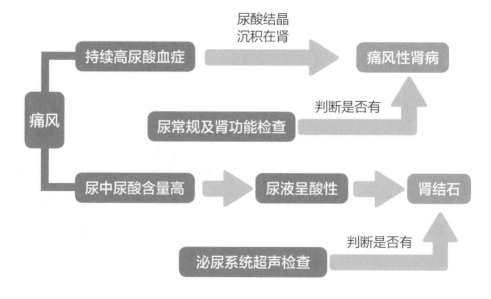

痛风可分为五期

　　痛风临床表现为高尿酸血症、反复发作的急性单关节炎、痛风石、尿路结石和痛风性肾实质病变等。

　　医学上一般将痛风分为五期。

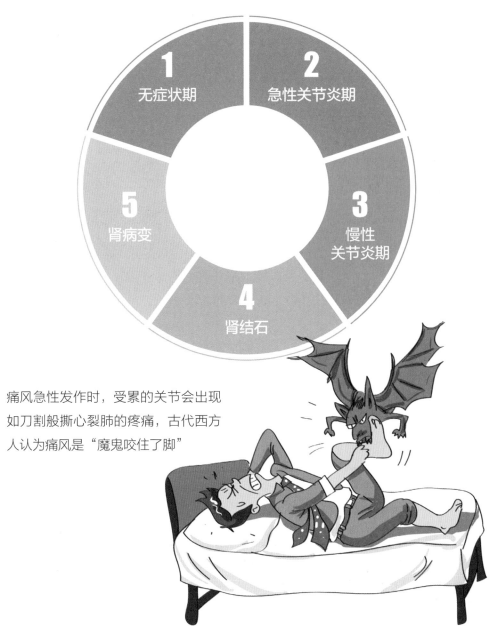

痛风急性发作时，受累的关节会出现
如刀割般撕心裂肺的疼痛，古代西方
人认为痛风是"魔鬼咬住了脚"

痛风发作的特征

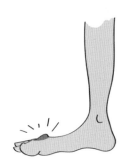

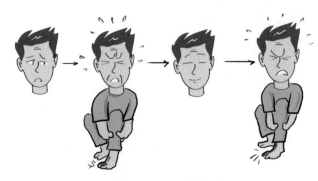

60%～70% 的人第一次发作都在大脚趾根部（第一跖趾关节）

在几乎忘却时第二次发作来临

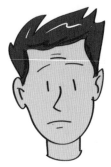

30～50 岁的男性易患痛风

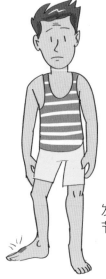

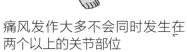

发作主要集中在脚背、踝关节、大脚趾根部

痛风发作大多不会同时发生在两个以上的关节部位

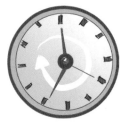

痛风发作疼痛通常在一天内达到高峰

发作时疼痛通常不会超过 10 天

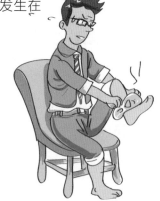

痛风多在夜间发作

尿酸高，三个部位最受伤

高尿酸血症会影响全身各个器官，比如，它会引发代谢性心血管危险因素，如高血压、血脂异常、2 型糖尿病、肥胖、胰岛素抵抗等伴发和互相影响，并被证实能直接造成心血管疾病。体内升高的尿酸并不老实，它会四处游走，沉积下来就会伤及相应器官。具体来说，最容易伤及以下三个部位。

关节易受伤

血尿酸长期升高，会使尿酸盐沉积在关节及其周围组织，使脚趾、脚踝、膝关节等处出现急性的剧烈疼痛、红肿等现象；如果关节炎反复发作，就有可能形成痛风石，导致骨质破坏、关节畸形，甚至不能行走、持物。

肾易受伤

高尿酸血症损伤肾，可引起急、慢性尿酸性肾病和尿酸性肾结石。长期患有高尿酸血症的患者很可能发展为慢性肾

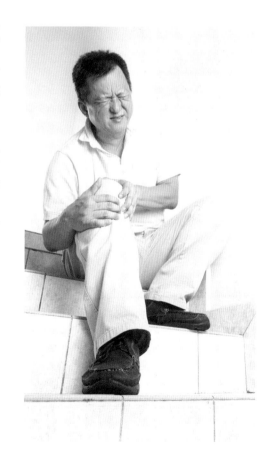

损伤、肾形态异常、肾功能下降，甚至导致肾功能不全，严重的还会造成肾衰竭。

心脑血管易受伤

尿酸结晶一旦沉积在血管壁，就会成为高血压、冠心病等心脑血管疾病的重要危险因素。

以前常认为，痛风与心血管疾病相关是因为患者通常合并有血脂异常、高血压等潜在疾病，所以才会有较高的心血管疾病死亡率。但最新研究已确认，痛风本身就会增加心血管疾病的死亡风险。这可能是由于痛风患者体内尿酸高，增加了血管硬化的风险，以及痛风关节炎使身体处于发炎状态，而心血管疾病与血管上皮炎症反应有关。

判断尿酸是生成过多还是排出过少，远离器官受伤

24 小时尿尿酸定量测定：普通饮食情况下，尿尿酸排泄量每天少于 800 毫克，或者低嘌呤饮食情况下尿尿酸排泄量少于 600 毫克，属于排泄不良；反之为生成过多。

尿酸清除率测定：测定 60 分钟的尿尿酸，同时测定血尿酸，然后计算每分钟尿尿酸排泄与血尿酸的比。尿尿酸排泄小于每小时 0.48 毫克 / 千克为排泄不良；大于每小时 0.51 毫克 / 千克为生成过多。

其他：如尿酸清除率与肌酐清除率的比值，或者测定随意尿尿酸与肌酐的比值。如果不清楚，去医院测量一下，就会知道是尿酸生成多还是排泄少。

"四低一高" 防痛风

在使用药物治疗痛风的同时，还要配合饮食治疗，坚持低嘌呤、低热量、低脂肪、低盐及高水分供给的"四低一高"食疗原则，以达到减少外源性尿酸的形成和促进体内尿酸排泄的目的。

低嘌呤摄入

进食过量的嘌呤可在体内转化成尿酸，诱发痛风发作，所以痛风患者需长期进食低嘌呤饮食，在急性期应严格限制嘌呤量——每日 150 毫克以下。按食物嘌呤含量的高低，通常把食物分为高嘌呤、中嘌呤、低嘌呤三类，痛风患者的饮食原则是：低嘌呤食物可以放心食用，中嘌呤食物限量食用，高嘌呤食物禁止食用。

低嘌呤类食物

每 100 克食物中含嘌呤 25 毫克以下

谷薯类	小米、高粱米、玉米、土豆、芋头等
蔬菜类	白菜、苋菜、芥蓝、圆白菜、芹菜、韭黄、苦瓜、黄瓜、冬瓜、丝瓜、菠菜、茄子、胡萝卜、白萝卜、柿子椒、洋葱、番茄、莴笋等
水果类	橙子、橘子、苹果、西瓜、葡萄、草莓、樱桃、菠萝、桃、李子等
蛋奶类	鸡蛋、鸭蛋、牛奶等
水产类	海蜇、海参等
其他	苏打饼干、爆米花、咖啡等

中嘌呤类食物

每 100 克食物中含嘌呤 25～150 毫克

畜禽类	猪瘦肉、鸭肉、牛肉、羊肉等
水产类	草鱼、鲤鱼、罗非鱼、武昌鱼、鳝鱼、螃蟹、鲍鱼、鱼丸、海带等
蔬菜类	香椿、茴香、豌豆、豆角、西蓝花、笋干等
菌菇类	金针菇、银耳等
豆类及豆制品	豆腐、豆腐干、豆浆等
干果类	花生、腰果、松子、开心果、杏仁等

高嘌呤类食物

每 100 克食物中含嘌呤 > 150 毫克

畜禽类	肥肉、动物内脏、各种肉汤等
水产类	鲅鱼、凤尾鱼、黑鱼、三文鱼、鲫鱼、牡蛎、蛤蜊、干贝等
其他	火锅汤、鸡精、酵母粉等

低热量摄入

肥胖会引起内分泌系统紊乱，不仅可能使尿酸产生过多，也可能导致尿酸排泄减少。所以，痛风伴有肥胖的患者每日摄入总热量较正常者应减少10%～15%，以免引起痛风急性发作。当然，肥胖者也不能减重过快，应循序渐进，每周减重不宜超过1千克。另外，痛风患者每天若进食低于900千卡的热量或节食不当，也会增加血尿酸的含量。

值得一提的是，碳水化合物不仅可防止脂肪分解产生过多酮体（大量酮体会阻止尿酸从肾小管排泄），还能促进尿酸的排出，因此，痛风患者应保证碳水化合物供给量占总热量的 60%。米、面等谷类的主要成分均是碳水化合物，是痛风患者膳食中热量的主要来源。

计算标准体重

标准体重＝身高（厘米）－ 105

标准体重 = _____ 厘米 – 105 = _____（千克）

判断现有体重是消瘦还是肥胖

BMI（体质指数）＝体重（千克）÷ 身高的平方（米^2）

实际体重（千克）÷ 身高的平方（米^2）= _____ ÷（_____）^{2} = _____。

中国成年人体重指数标准表

消瘦	正常	超重	肥胖
<18.5	18.5～23.9	24～27.9	≥28

判断日常活动强度

活动强度一般分为四种情况：卧床休息、轻体力、中等体力、重体力。具体的界定方法如下。

轻体力活动： 以站着或少量走动为主的工作，如教师、售货员等；以坐着为主的工作，如办公室工作。

中等体力活动： 学生的日常活动等。

重体力活动： 体育运动，非机械化的装卸、伐木、采矿、砸石等劳动。

每天所需总热量＝标准体重（千克）×每天每千克标准体重需要的热量（千卡）

每天每千克标准体重需要的热量可通过查询下表得知。

成人热量供给标准表

体形	卧床休息	轻体力	中等体力	重体力
消瘦	20～25	35	40	45～50
正常	15～20	30	35	40
超重或肥胖	15	20～25	30	35

1千卡＝4.186千焦。

例如，黄先生身高170厘米，体重65千克（算出BMI约为22.5，体重属于正常），从事教师工作，他每天所需总热量为（170－105）×30=1950（千卡／日）。

低脂肪摄入

痛风患者的饮食应清淡少油。脂肪摄入过多会抑制尿酸的排泄。脂肪宜控制在每天50克以下，以植物油为主（每天应控制在25克左右），少吃动物脂肪。烹调前去掉肥肉及皮等，烹调后滤去油。烹调时尽量不要用油炸、油煎、油爆的方法，多一些蒸、煮、炖等用油少的烹调方法。

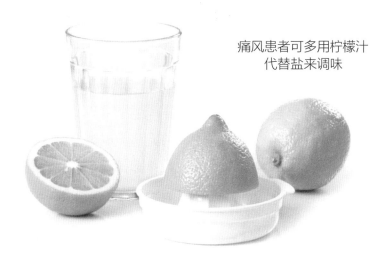

痛风患者可多用柠檬汁代替盐来调味

低盐摄入

钠盐有促进尿酸沉积的作用，加之痛风多并发高血压、冠心病及肾脏病变等，所以，痛风患者应限制盐的摄入，每天2～5克。

刚开始低盐饮食时，如果觉得口味太淡，可用醋、柠檬汁、番茄汁等调味，既可以减盐，又可以让味道更好；也可以选择晚放盐，快出锅时放盐，这样盐附着在食物表面，能使人感觉到明显的咸味又不会用盐过量。

高水分供给

痛风患者应多饮水，有利尿液的稀释，促进尿酸的排泄。心肾功能正常者，每日饮水量在2000毫升（相当于250毫升的杯子8杯）以上。注意睡前一定要喝水，即使在半夜，最好也起来喝水，避免晚上尿液浓缩。肾功能不全者，应在严密观察下进行液体补充。

治疗痛风谨防 7 大误区

误区 1

痛时治，不痛时不治

在痛风急性发作期，患者关节及周围软组织明显红肿热痛，像刀割一样剧痛，往往会去医院就诊，一旦关节疼痛好转，就自认为病已经"好"了，不需要再治疗。事实上，痛风防治的关键在于缓解期的长期维持治疗，包括合理饮食、适当运动、关节保护、服用降尿酸药物等，以使血尿酸控制在一定水平，避免再次发作。

误区 2

减少热量摄入就可控制痛风

肥胖是痛风发作的危险因素，减肥有助于减少痛风发作，改善预后。但是，如果痛风患者过分控制饮食，热量摄入太少，人体就不得不分解体内储备的脂肪，从而产生更多酮体，而酮体可抑制尿酸的排泄，使血尿酸水平上升，从而诱发痛风急性发作。

事实上，单独控制饮食并不能达到很好的减肥效果。减肥应遵守合理健康的饮食原则，同时结合运动锻炼，这样才能达到理想状态。

误区 3

无禁忌 喝牛奶、矿泉水

痛风患者容易伴发肾结石，所以饮食应该避免食用可能会导致肾结石的食物，比如大量喝牛奶以及矿泉水。牛奶中富含蛋白质和钙，可以为身体补充营养，防止缺钙。但是若大量饮用（每日饮用250～500毫升为宜），容易导致肾结石、尿路结石，不但不利于痛风患者的身体健康，还增加了新的病患。而矿泉水也应该避免大量饮用，以免增加肝肾负担。

误区 4

擅自加大药量

痛风患者应在医生指导下循序渐进降低血尿酸水平。一些患者擅自加大药量，期望血尿酸在短期内降低的做法是不对的。当较高水平的血尿酸快速降低时，一方面可以使已沉积在关节及其周围组织的不溶性尿酸结晶溶解；另一方面会增加血尿酸与关节腔内的浓度差，从而导致痛风急性发作。

误区 5

豆制品　不让吃肉，就多吃

豆制品因其含有丰富的蛋白质且不含胆固醇，深受人们喜爱，常常出现在肥胖、高血压、血脂异常患者的菜单中。然而，豆制品是否也适合痛风患者呢？

在豆制品中，嘌呤含量从高到低依次为：黄豆、五香豆腐干、豆腐皮、油豆腐、小油泡、豆腐干、豆腐。黄豆等豆类属于含嘌呤较高的食物，但在黄豆制作成豆腐、豆腐干的过程中，大量嘌呤会流失，所以，豆制品中的嘌呤含量相较干豆要少很多。

事实上，豆腐中的蛋白质有利于促进尿酸盐的排泄，是痛风患者饮食中优质蛋白质的良好来源。同样，豆浆的嘌呤含量也不高。喜欢喝豆浆的痛风患者，在痛风缓解期喝点儿豆浆是没有问题的。所以，痛风患者处于非急性发作期，只要控制一天食物中的嘌呤总量，适量食用豆制品来替代肉类，是有益健康的。

建议痛风患者选择豆制品的顺序是：豆浆→豆腐→豆腐干→整粒豆，摄入量也应按顺序逐渐减少。需要注意的是，患者在痛风急性发作期最好暂时禁食豆类及豆制品。对豆制品非常敏感的痛风患者，则要少吃或不吃。

众所周知，痛风患者大多是经常吃大鱼大肉和海鲜的人，素食主义者很少发生痛风。于是，有人认为患了痛风最好吃素，不吃肉。但临床观察发现，尿酸正常的痛风患者营养不良的发生率高于尿酸偏高的痛风患者，这可能就是"矫枉过正"的结果。

要知道，肉类是人体蛋白质的主要来源，肉类摄入过少，容易导致营养不良、贫血等。如果痛风缓解期仍严格限制嘌呤摄入，使患者长期处于蛋白质摄入不足的状况，有可能造成营养不良。另外，过于严格控制嘌呤，容易引起"二次痛风"（指当过于严格控制嘌呤时，造成体内尿酸急剧下降，使得一个关节壁上的尿酸盐大量被释放入血，随血液涌入另一个关节，再次引发痛风急性发作）。所以，痛风患者在痛风缓解期可适当进食肉类，增加优质蛋白质的摄入。

海产品包括动物性海产品和植物性海产品。海产品是否适合痛风患者食用，主要取决于其嘌呤含量。如同样是动物性海产品中的海蜇和海参，其嘌呤含量分别只有 9.3 毫克 /100 克和 4.2 毫克 /100 克，比有的蔬菜还低。植物性海产品中的海藻也属于低嘌呤食物，痛风患者适当食用对改善心脑血管疾病有好处。所以，嘌呤含量低的海产品，痛风患者完全可以吃。

值得一提的是，海产品中通常富含不饱和脂肪酸，不饱和脂肪酸对心血管具有保护作用，而痛风患者又是心血管疾病的高发人群。因此，痛风患者不应一概而论地远离海产品，而应根据不同海产品嘌呤含量而定，禁吃嘌呤含量高的海产品，适当进食低嘌呤、中嘌呤海产品。

嘌呤含量较高的海产品	凤尾鱼、沙丁鱼、三文鱼、鱼子、黑鱼、蛤蜊、牡蛎等
嘌呤含量中等的海产品	鲤鱼、鳕鱼、鳝鱼、海带等
嘌呤含量较低的海产品	海蜇皮、海参等

对于严格限制海产品的患者，应当注意通过其他可代替食物补充优质蛋白质，尤其是患有心血管疾病的患者，更应注意补充不饱和脂肪酸。

PART **1**

营养素推荐
排尿酸要补什么、
怎么补

水 促进尿酸排出

控尿酸原理

带走身体里的尿酸

通过多饮水，可以增加尿量，有利于尿酸的排出。痛风患者每天饮水量应在 2000 ～ 3000 毫升，以保证尿量，减少肾和输尿管形成结石。

缺乏时的表现

- 轻度缺水：仅有口渴和疲惫等症状
- 中度缺水：极度口渴，唇舌干燥，皮肤干、弹性差，乏力，焦虑，暴躁，精神萎靡或注意力不集中，尿少、尿比重增高，便秘
- 重度缺水：除上述症状加重外，还可出现躁狂、幻觉、谵妄，甚至昏迷等脑功能障碍的表现

需要补充的人群

- 痛风患者及"三高"患者
- 脱水者及腹泻者

每天推荐摄入量
2000 ~3000 毫升

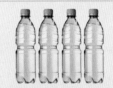

相当于 400 毫升矿泉水 5 ～ 7 瓶

注：气温不同，饮水量不同。夏天出汗多，2000 毫升水肯定不够。人体出入基本平衡，所以可以观察尿量，保证每日尿量大约 2000 毫升。

- 肥胖者
- 喜欢运动的人
- 高温下的体力劳动者

饮水的选择

- 饮水的最佳时间是两餐之间及晚间与清晨。晚间是指晚饭后45分钟至睡前一段时间，清晨是指起床至早餐前30分钟。
- 痛风患者应主动饮水，不要等到口渴才想起饮水，因为口渴时体内已处于缺水状态，此时饮水对促进尿酸的排泄效果较差。

富含水分的食物

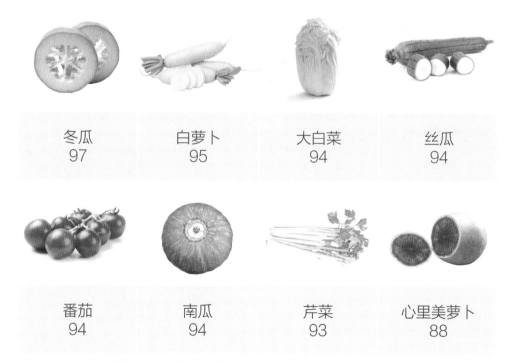

| 冬瓜 | 白萝卜 | 大白菜 | 丝瓜 |
| 97 | 95 | 94 | 94 |

| 番茄 | 南瓜 | 芹菜 | 心里美萝卜 |
| 94 | 94 | 93 | 88 |

注：每100克可食部含量，单位：克。数据来源于《中国食物成分表（第6版）》。

钾 促进身体排尿

控尿酸原理

促使尿酸排出，减少尿酸盐沉积

高钾膳食可降血压，"限盐补钾"已成为防治高血压的基础措施。研究发现，钾可以促使肾排出尿酸，减少尿酸沉积。所以，痛风患者可多吃高钾食物。

缺乏时的表现

- 体力减弱，容易疲劳
- 反应迟钝
- 容易出现易怒、烦躁、恶心、呕吐等症状
- 严重缺乏时会出现低血压、浮肿、心律不齐等情况

需要补充的人群

- 痛风患者
- 服用利尿剂的高血压患者
- 经常饮酒和喝浓咖啡的人
- 爱吃甜食的人

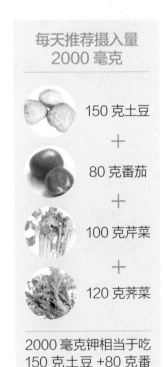

每天推荐摄入量
2000 毫克

150 克土豆
+
80 克番茄
+
100 克芹菜
+
120 克荠菜

2000 毫克钾相当于吃150 克土豆 +80 克番茄 +100 克芹菜 +120克荠菜

钾的选择

- 补钾是一个循序渐进的过程，不能急于求成，特别是不能使用静脉推注氯化钾的方法进行补钾，以免引发生命危险。
- 由于老年人对钾离子调节能力下降，单用某一种利尿剂常可引起低钾或高钾，如双氢克尿噻、呋塞米（速尿）可引起低钾，氨苯蝶啶、螺内酯（安体舒通）可引起高钾。故利尿剂不宜久用。

富含钾的食物

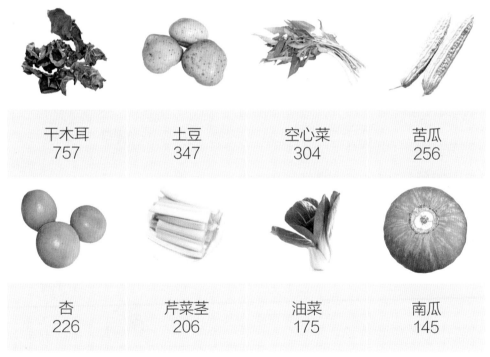

干木耳 757	土豆 347	空心菜 304	苦瓜 256
杏 226	芹菜茎 206	油菜 175	南瓜 145

注：每100克可食部含量，单位：毫克。

维生素C 预防痛风发生

控尿酸原理

促进体内尿酸盐的溶解和清除

研究发现，维生素 C 能降低血液中的尿酸水平，所以多从食物中摄取维生素 C，可降低发生痛风的风险。多吃富含维生素 C 的蔬果，能碱化尿液，促进体内尿酸盐的溶解和清除。

缺乏时的表现

- 牙龈出血、肿胀
- 体重减轻及面色苍白
- 皮肤长斑、易老化
- 容易疲倦、肌肉松软、关节疼痛
- 伤口不易愈合

需要补充的人群

- 痛风及"三高"患者
- 容易疲倦的人
- 坏血病患者
- 皮肤粗糙、有色斑的人
- 从事高强度劳动或者剧烈运动后的人

每天推荐摄入量
100 毫克

 60 克猕猴桃

＋

 50 克柿子椒

＋

 50 克苦瓜

＋

 70 克番茄

100 毫克维生素 C 相当于吃 60 克猕猴桃 +50 克柿子椒 +50 克苦瓜 +70 克番茄

维生素C的选择

- 蔬果储存越久，维生素 C 损失越多，因此，最好吃新鲜的应季蔬果。
- 烹制蔬菜时宜大火快炒，并盖紧锅盖，以减少高温和氧气对维生素 C 的破坏。
- 维生素 C 禁止与碱性药物同时服用，如胃舒平等治疗溃疡的药物。

富含维生素C的食物

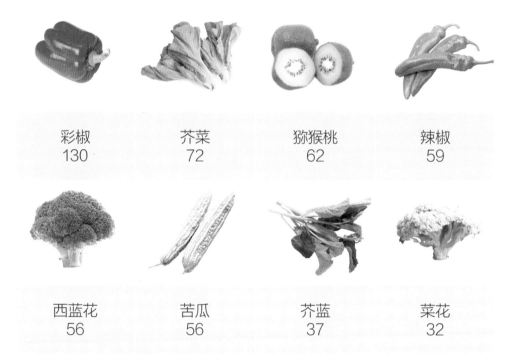

彩椒	芥菜	猕猴桃	辣椒
130	72	62	59

西蓝花	苦瓜	芥蓝	菜花
56	56	37	32

注：每 100 克可食部含量，单位：毫克。

膳食纤维 改善胰岛素敏感性

控尿酸原理

改善胰岛素敏感性

膳食纤维能改善机体对胰岛素的敏感性，而血尿酸水平的升高与胰岛素敏感性降低密切相关。胰岛素敏感性降低是导致原发性高尿酸血症的主要原因之一。由于胰岛素敏感性降低，体内胰岛素水平增高，导致肾小管吸收尿酸增加，造成尿酸排泄障碍，致使血尿酸增高。所以，痛风患者有必要补充膳食纤维。

缺乏时的表现

- 便秘
- 肠道菌群失衡
- 易疲劳
- 皮肤粗糙
- 口中有异味

需要补充的人群

- "三高"及痛风患者
- 想减肥、身体肥胖的人
- 有色斑、口臭及便秘者

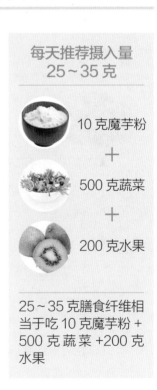

每天推荐摄入量
25~35 克

10 克魔芋粉

＋

500 克蔬菜

＋

200 克水果

25~35 克膳食纤维相当于吃 10 克魔芋粉 + 500 克蔬菜 +200 克水果

- 中老年人
- 更年期症状严重的人群

膳食纤维的选择

- 多食蔬菜。一日三餐，餐餐应有蔬菜，早餐一定要吃菜，芹菜、生菜、白菜、胡萝卜等都是不错的选择。
- 适当吃粗杂粮。玉米、燕麦、荞麦、绿豆等富含膳食纤维，有利于控血糖、降血压。
- 保证水果的摄入。樱桃、葡萄、草莓等水果都富含膳食纤维。

富含膳食纤维的食物

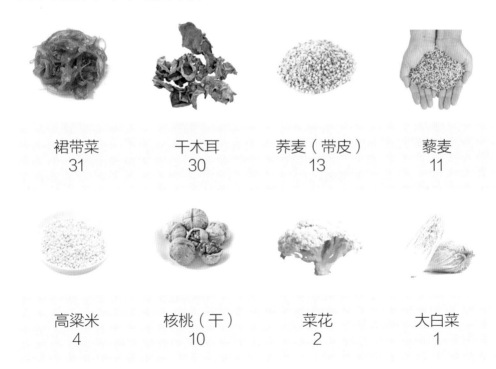

| 裙带菜 | 干木耳 | 荞麦（带皮） | 藜麦 |
| 31 | 30 | 13 | 11 |

| 高粱米 | 核桃（干） | 菜花 | 大白菜 |
| 4 | 10 | 2 | 1 |

注：每100克可食部含量，单位：克。

钙 缓解痛风造成的关节不适

控尿酸原理

保护关节，缓解痛风引起的关节不适

合理补钙，可降低外周血管的阻力，有助于降血压。补钙还能强健骨骼，保护关节，有助于缓解痛风发作引起的关节不适。

缺乏时的表现

- 骨质疏松，易骨折
- 驼背、身高降低

需要补充的人群

- "三高"及痛风患者
- 经常抽筋、腰酸背痛者
- 痛经、神经痛、骨质疏松症患者
- 更年期女性
- 孕妇及哺乳期女性

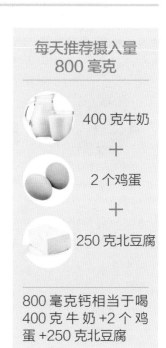

每天推荐摄入量
800 毫克

400 克牛奶

+

2 个鸡蛋

+

250 克北豆腐

800 毫克钙相当于喝 400 克牛奶 +2 个鸡蛋 +250 克北豆腐

钙的选择

• 牛奶及奶制品是主要的食物补钙方式。

• 维生素 D 有利于钙吸收，因此补钙的同时要多食用富含维生素 D 的食物。多晒太阳有利于体内合成维生素 D，可促进钙的吸收。

富含钙的食物

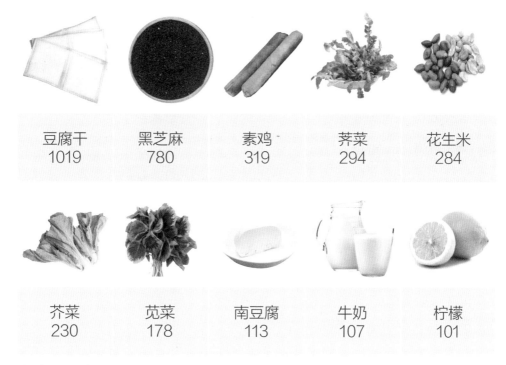

豆腐干 1019	黑芝麻 780	素鸡 319	荠菜 294	花生米 284
芥菜 230	苋菜 178	南豆腐 113	牛奶 107	柠檬 101

注：每 100 克可食部含量，单位：毫克。

饱和脂肪酸 易致血脂升高

对痛风的危害

饱和脂肪酸是使血脂升高的罪魁祸首。临床研究表明：高尿酸血症常伴有血脂异常，血脂异常也常伴有无症状高尿酸血症。尿酸长期偏高，尿酸结晶在冠状动脉壁沉积，易引起动脉粥样硬化。

限饱和脂肪酸的方法

- 一般来说，动物性脂肪比植物性脂肪含饱和脂肪酸多。所以，猪油、黄油等少吃，最好不吃，可用植物油代替动物油。
- 畜肉类的脂肪中富含饱和脂肪酸，所以烹制前应去掉肥肉和皮，最好用水焯一下，滤去上层浮油。

富含饱和脂肪酸的食物

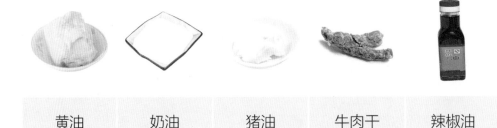

黄油	奶油	猪油	牛肉干	辣椒油
52	43	41	38	37

注：每100克可食部含量，单位：毫克。

胆固醇 食用过量威胁血管健康

对痛风的危害

胆固醇是血脂的一部分，胆固醇如果过高，就会沉积在血管壁形成斑块，斑块破坏脱落形成血栓，导致痛风并发心脑血管疾病。痛风患者本身属于心血管疾病高危人群，应控制体内胆固醇水平，必须限制胆固醇的摄入。

限胆固醇的方法

• 多吃富含膳食纤维的蔬果，以促进胆固醇排泄。
• 少吃蛋黄、鱼子、动物内脏等胆固醇含量高的食物。

富含胆固醇的食物

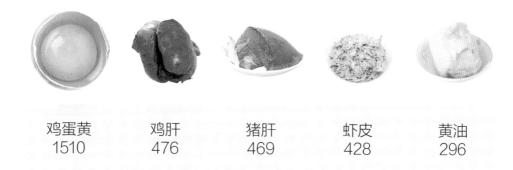

鸡蛋黄	鸡肝	猪肝	虾皮	黄油
1510	476	469	428	296

注：每100克可食部含量，单位：毫克。

对痛风的危害

当尿酸浓度超过尿酸盐的溶解度时，就有可能导致尿酸钠的针状结晶沉积于关节、肌腱、韧带、肾锥体等组织，从而引发痛风急性炎症反应。而1克盐中约含400毫克的钠，钠有促使尿酸沉积的作用，所以，痛风患者应限制盐的摄入。

限钠的方法

• 烹调食物时尽量少加盐，可用醋、柠檬汁等调料来提味。

• 不吃或少吃高盐食品。

• 适当吃豆类、蔬果等含钾多的食物，以促进钠的排泄。

富含钠的食物

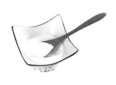				
盐 39311	味精 8160	辣椒酱 8027	酱萝卜 6880	酱油 5757

注：每100克可食部含量，单位：毫克。

痛风患者的"红绿灯"食物

根据对病情影响程度的不同，以"红灯""黄灯""绿灯"等将日常食物加以区分。"红灯"要忌口，"黄灯"要少吃，"绿灯"放心吃。

固体食物

红灯

动物内脏

动物内脏嘌呤含量极高，可导致患者血尿酸水平突然升高，从而诱发痛风急性发作。此外，动物内脏中含有大量的胆固醇，经常进食可导致高胆固醇血症，因此痛风合并高胆固醇血症、心血管疾病的患者更应避免食用。

黄灯

红肉

猪肉、牛肉、羊肉、驴肉等被称为"红肉"。研究发现，红肉摄入过多会升高血尿酸水平，增加痛风的发病率。痛风患者伴有冠心病时更应限制红肉的摄入。

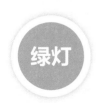

绿灯

蔬菜、蛋类

蔬菜中含有许多对人体健康有益的元素，如矿物质、维生素、膳食纤维等，因此鼓励痛风患者多吃蔬菜。

相对海鲜及肉类，蛋类中嘌呤含量有限，对血尿酸水平的影响较小，因此推荐优先选择蛋类作为动物蛋白的主要来源。

饮料类

红灯

啤酒、白酒

痛风的发病风险与酒精的摄入量成正相关。无论是一次性大量饮酒，还是长时间少量饮酒，都会导致尿酸升高，诱使痛风发作。所以，痛风患者在关节炎急性发作期，尤其是药物未完全控制的痛风和慢性痛风性关节炎患者应戒酒。

黄灯

碳酸饮料

碳酸饮料其主要成分为糖、色素、甜味剂等。研究发现，痛风患者会因长期喝碳酸饮料诱使痛风急性发作。因此，痛风患者饮用碳酸饮料时应注意选用不含糖或含糖量较低的品种，同时建议不要长期大量饮用碳酸饮料。

绿灯

咖啡、茶、
低脂奶及
脱脂奶

咖啡有利尿作用，有助于排尿酸。另外，咖啡中的多酚物质有利于降嘌呤。但大量饮用咖啡可导致血钙丢失及增加骨折的风险。

目前尚未发现饮茶与痛风有不良相关性，因此，痛风患者可根据自己的喜好选择是否饮茶。饮茶宜饮淡茶，不要饮浓茶。

奶制品，尤其是低脂奶、脱脂奶等可降低血尿酸水平，减少痛风的发病率，痛风患者可以常饮。

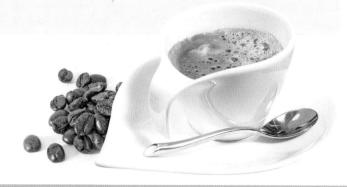

PART 2

日常饮食推荐

选对食物，尿酸平稳，痛风不发作

大米

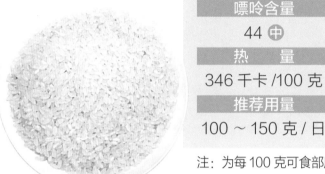

保证碳水化合物的摄入

嘌呤含量		主要营养素	
44 中		碳水化合物	77 克
热　量		钾	112 毫克
346 千卡 /100 克		磷	112 毫克
推荐用量		镁	31 毫克
100 ~ 150 克 / 日			

注：为每 100 克可食部所含热量；推荐用量为生重。后同。

为什么适宜吃

补碳水化合物，促尿酸排出

大米中碳水化合物可为机体快速提供热量，并可促进尿酸排出。

人群须知

推荐人群：体虚、久病初愈者。

慎食人群：糖尿病患者。

营养师支招

煮饭时应避免水煮后捞着吃，以免造成营养流失。另外，做大米粥时加碱会使维生素 B_1 大量流失，使营养价值大打折扣，因此，千万不要放碱。

营养巧搭配

大米　　　　山药

补肾益气，保护心血管

大米　　　　冬瓜

清热利尿，健脾滋阴

大米冬瓜粥 **1**人份

材料 冬瓜 60 克，大米 30 克。

调料 姜丝少许。

做法

1 大米淘洗干净；冬瓜洗净，去皮除子，切块。

2 将冬瓜块和大米放入锅中，加适量水，先大
火煮沸，转小火慢煮至瓜烂、米熟、粥稠，
放姜丝即可。

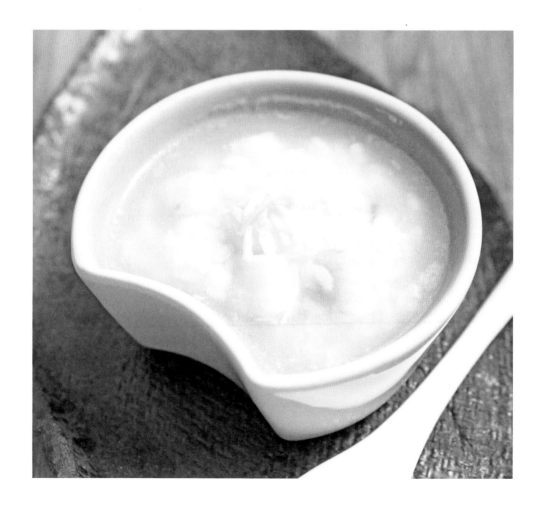

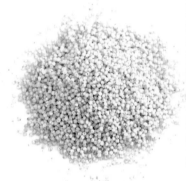

小米

益肾气，利小便

嘌呤含量		主要营养素	
20 低		碳水化合物	75 克
热　量		钾	284 毫克
361 千卡 /100 克		磷	229 毫克
推荐用量		镁	107 毫克
50 ～ 100 克 / 日			

为什么适宜吃

高钾低钠，利小便

小米具有含钾高、含钠低的特点，而钾有利尿作用，对痛风患者十分有益。小米富含膳食纤维，进食后能使人很快产生饱腹感，有助于控制进食量。

人群须知

推荐人群： 脾胃虚热、反胃呕吐、消化不良者，痛风、高血压患者。
慎食人群： 胃冷者、小便清长者。

营养师支招

小米中蛋白质的氨基酸组成不够理想，赖氨酸低，应注意搭配富含赖氨酸的豆制品和肉类食用。

营养巧搭配

小米　　红豆

益气补血，调脂降压

小米　　胡萝卜

保护眼睛，健脾益气

胡萝卜小米粥 ②人份

材料　小米 60 克，胡萝卜 50 克。

做法

1 小米洗净；胡萝卜洗净，切小丁。

2 小米放入锅中，加适量水，大火煮开。

3 加入胡萝卜丁，用小火熬煮至熟即可。

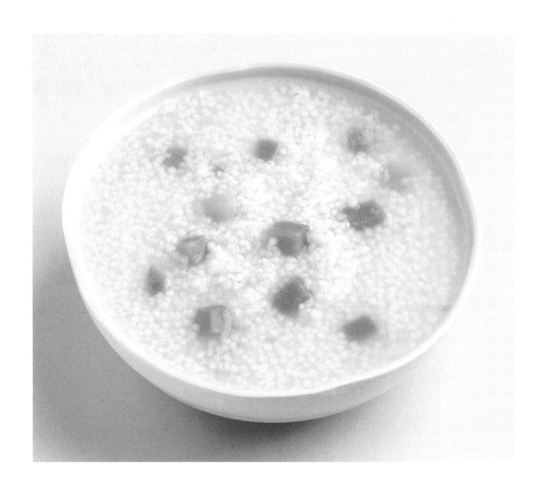

高粱米

和胃消积

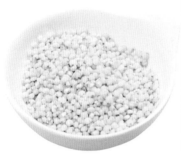

嘌呤含量		主要营养素	
15 低		碳水化合物	75 克
热 量		膳食纤维	4 克
360 千卡 /100 克		磷	329 毫克
推荐用量		钾	281 毫克
50 ~ 100 克 / 日			

为什么适宜吃

和胃消积，利小便

高粱米可辅助治疗脾虚湿困、湿热下痢、小便不利等症，主要用于痛风患者肠胃虚弱、消化不良、大便稀溏等。还具有和胃消积、温中益胃的功能。

人群须知

推荐人群： 消化不良、便秘者。
慎食人群： 大便燥结者，糖尿病患者。

营养师支招

高粱米中的蛋白质缺乏赖氨酸等人体必需氨基酸，需要和其他粮食混合一起吃，才有利于提高其营养价值。

营养巧搭配

高粱米 🙂 红豆
健脾开胃

高粱米 🙂 鳕鱼
辅治血脂异常

高粱红豆粥 ②人份

材料 高粱米 50 克，圆糯米、红豆各 30 克，
花生米 20 克，莲子 10 克。

做法

1 高粱米、圆糯米、红豆、花生米、莲子分别
洗净，用清水浸泡 3 小时。

2 锅置火上，倒入适量清水烧沸，放入红豆、
圆糯米、高粱米、花生米、莲子，大火煮沸
后，转小火熬煮至黏稠即可。

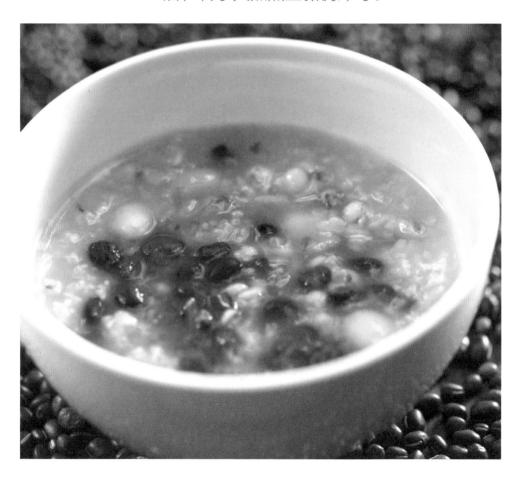

黑米

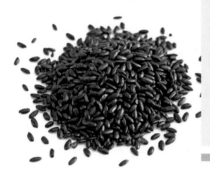

改善新陈代谢

嘌呤含量		主要营养素	
63 中		碳水化合物	72 克
热 量		钾	256 毫克
341 千卡 /100 克		磷	356 毫克
推荐用量		镁	147 毫克
50 克 / 日			

为什么适宜吃

改善新陈代谢

黑米所含的铁和维生素 E 能提高人体血红蛋白的含量，促进血液循环，改善新陈代谢，从而缓解痛风引起的关节炎等不适症状。

人群须知

推荐人群： 糖尿病、高血压、痛风、贫血患者，咳嗽哮喘、早泄者。

慎食人群： 消化功能较弱的幼儿、腹泻者。

营养师支招

为了避免黑米中所含的色素在浸泡中溶于水，泡之前可用冷水淘洗，不要揉搓；泡米水要与米同煮，以保存其中的营养成分。

营养巧搭配

黑米		红枣

补肾健脾

黑米		黑芝麻

降胆固醇，乌发补血

红枣黑米粥 ②人份

嘌呤含量
约 **53** 毫克

总热量
352 干卡

材料 黑米 80 克，红枣 5 枚，枸杞子 5 克。

做法

1 黑米淘洗干净，用清水浸泡一夜；红枣、枸杞子洗净备用。

2 锅置火上，倒入适量清水，大火煮沸后放入黑米，待煮沸后加入红枣，转小火煮至黑米熟，加入枸杞子继续煮 5 分钟即可。

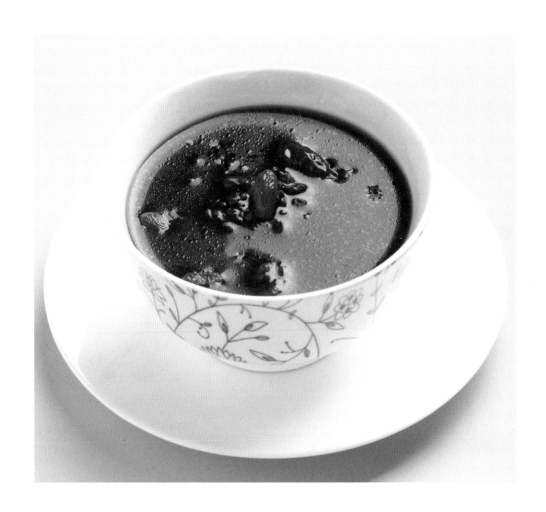

薏米

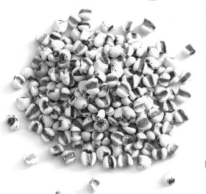

利尿消肿

嘌呤含量		主要营养素	
15 低		碳水化合物	71 克
热　　量		钾	238 毫克
361 千卡 /100 克		磷	217 毫克
推荐用量		镁	88 毫克
50 克 / 日			

为什么适宜吃

利尿，抗炎症

薏米具有利尿作用，能促进尿酸排泄。中医认为，薏米通过祛湿通络、通利关节，有助于缓解关节活动受限的症状。

人群须知

推荐人群： 痛风、糖尿病、高血压、急慢性肾炎水肿患者。

慎食人群： 便秘、小便短少、脾虚无湿者。

营养师支招

薏米较坚韧，煮之前需用水浸泡 2~3 小时。泡米用的水不要丢弃，这样可以避免薏米所含营养物质流失。

营养巧搭配

薏米　　　　冬瓜

利尿消肿，降血压

薏米　　　　牛奶

润肤美容，通淋利尿

60

薏米牛奶粥 ②人份

材料 薏米 100 克，牛奶 250 克。

调料 冰糖适量。

做法

1 薏米淘洗干净，用水泡 4 小时。

2 薏米放入锅中，加入适量清水煮开，转小火煮至软烂，倒入牛奶小火煮开，加入冰糖调味即可。

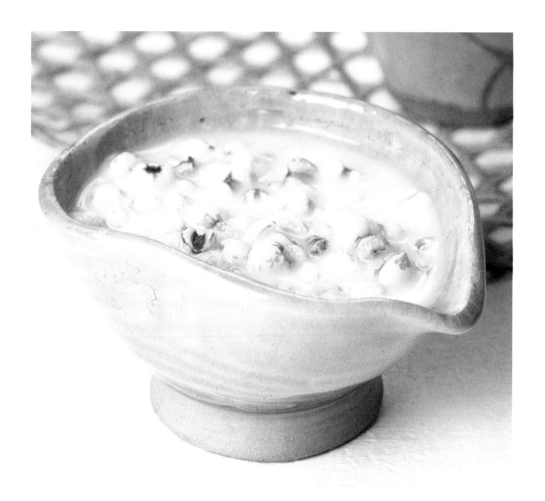

小麦

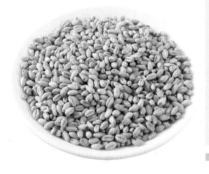

养心，护血管

嘌呤含量		主要营养素	
25 中		碳水化合物	75 克
热　量		维生素 B_1	0.4 毫克
338 千卡 /100 克		钾	289 毫克
推荐用量		磷	325 毫克
50~100 克 / 日			

为什么适宜吃

利尿，促进尿酸排泄

小麦富含钾，可促进尿酸排出。小麦中还含有丰富的 B 族维生素，有助于缓解痛风引起的四肢麻木等。

人群须知

推荐人群： 痛风患者，体虚气弱者。
慎食人群： 糖尿病患者。

营养师支招

小麦中蛋白质含量较高，但赖氨酸缺乏，最好搭配富含赖氨酸的豆制品、肉类等食用。

营养巧搭配

小麦　　　　　红枣
养心安神

小麦　　　　　鸡蛋
养心肾，保护血管

韭菜鸡蛋包子 ②人份

材料 面粉 200 克，鸡蛋 1 个，韭菜 200 克。

调料 葱末、姜末、酱油、盐各适量。

做法

1 面粉加水和成软硬适度的面团，稍醒；鸡蛋打散，炒成鸡蛋碎；韭菜择洗干净，切碎。

2 将鸡蛋碎、韭菜碎、葱末、姜末、酱油、盐混合搅成包子馅，醒后的面团做成剂子，擀皮并包馅制成包子生坯。

3 将包子生坯入蒸笼蒸 20 分钟即可。

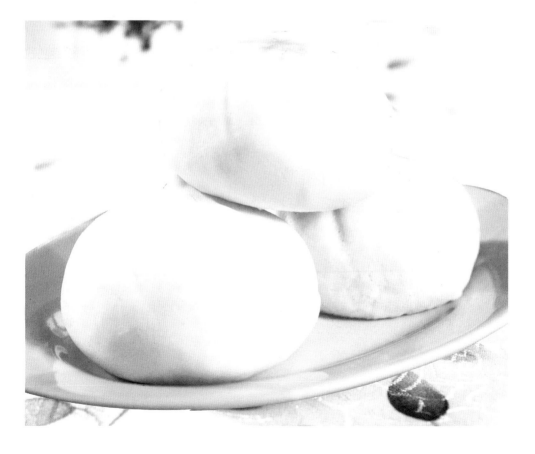

燕麦

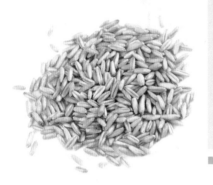

改善胰岛素敏感性

嘌呤含量		主要营养素	
59 中		碳水化合物	77 克
热　量		钾	356 毫克
338 千卡 /100 克		磷	342 毫克
推荐用量		镁	116 毫克
50 克 / 日			

为什么适宜吃

改善胰岛素敏感性

体内胰岛素敏感性降低，会使胰岛素水平增高，导致肾小管吸收尿酸增加，造成尿酸排泄障碍，致使血尿酸增高。燕麦中富含膳食纤维，有助于改善胰岛素敏感性，辅助降尿酸。

人群须知

推荐人群： 痛风、高血压、血脂异常、糖尿病、脂肪肝患者，肥胖、便秘者。

慎食人群： 便溏泄泻者。

营养师支招

燕麦虽然营养丰富，但一次不可吃得太多，否则有可能造成胃痉挛或者腹胀，故必须适量进食。

营养巧搭配

燕麦　　　玉米

利尿，降脂

燕麦　　　黄瓜

降脂，减肥

手擀燕麦面 **1**人份

材料 燕麦粉、黄瓜各 50 克。

调料 盐、香油各适量。

做法

1 燕麦粉加水和成光滑的面团，醒 20 分钟后擀成一大张薄面片，将面片切成细丝后裹燕麦粉，抓匀、抖开即成手擀面。

2 将燕麦手擀面煮熟，捞出过凉。

3 黄瓜洗净，切丝后放在煮好的燕麦面上，加入盐和香油调味即可。

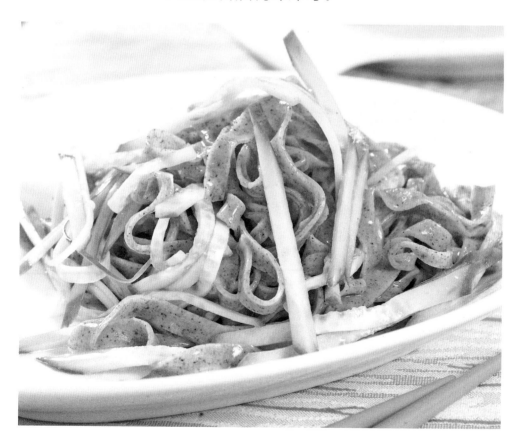

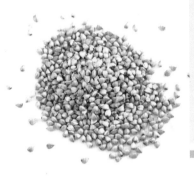

荞麦

利尿，软化血管

嘌呤含量		主要营养素	
34 中		碳水化合物	73 克
热 量		钾	401 毫克
337 千卡 /100 克		磷	297 毫克
推荐用量		镁	258 毫克
50 克 / 日			

为什么适宜吃

减少尿酸合成

荞麦含蛋白质、膳食纤维、淀粉、钙、磷、钾、铁、铬、镁及 B 族维生素等营养成分。痛风患者应以植物蛋白为主，限制高动物蛋白食物的摄入。另外，荞麦中所含膳食纤维也能间接降低体内尿酸水平。

人群须知

推荐人群: 痛风、高血压、血脂异常、冠心病、糖尿病患者。

慎食人群: 脾胃虚寒、体质易过敏者。

营养师支招

在细粮中加入一些荞麦，不仅有助于平衡营养，还有助于清肠通便，对身体很有好处。

营养巧搭配

荞麦　　　　　绿豆

清热消肿，降压

荞麦　　　　　芹菜

利尿，消食

荞麦芹菜饼 ②人份

材料 荞麦面 200 克，芹菜 100 克。

调料 盐、胡椒粉各适量。

做法

1 荞麦面用水拌成糊状；芹菜择洗干净，切碎。

2 把切碎的芹菜放入荞麦面糊中，放入盐和胡椒粉拌匀。

3 锅中放油，待热后放入荞麦面糊，摊平并适时翻动，至两面微黄香熟即可。

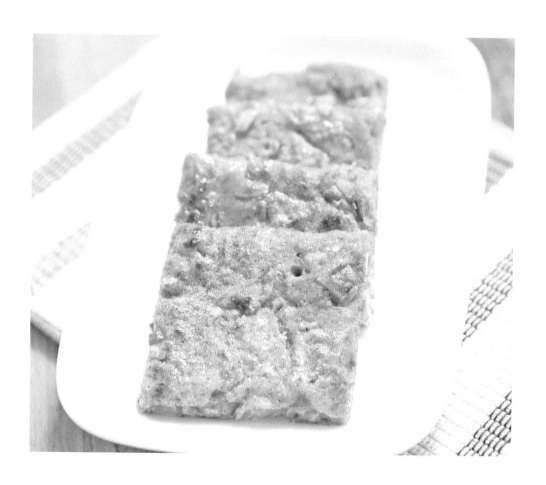

玉米

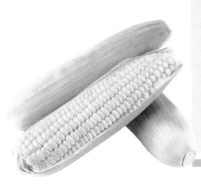

降脂，利尿

嘌呤含量		主要营养素	
12 低		碳水化合物	23 克
热 量		钾	238 毫克
112 千卡 /100 克		磷	117 毫克
推荐用量		镁	32 毫克
50 ～ 100 克 / 日			

为什么适宜吃

利尿，促进尿酸排泄

玉米含有膳食纤维、钾、B 族维生素等营养物质，有利尿通便作用，可促进尿酸的排泄。

人群须知

推荐人群： 痛风、冠心病、动脉粥样硬化、血脂异常、高血压、肥胖患者。

慎食人群： 遗尿者。

营养师支招

吃玉米时，应把玉米胚芽全部吃进去，因为玉米的许多营养都集中在胚芽。另外，玉米中的蛋白质缺乏色氨酸，与富含色氨酸的食物如牛奶搭配食用更营养。

营养巧搭配

玉米　　　　鸡肉

健脾，降胆固醇

玉米　　　　鸡蛋

保护血管，明目

蔬菜玉米饼 ②人份

材料 玉米面80克，鸡蛋1个，面粉100克，
韭菜、胡萝卜各50克。

调料 葱段、盐各适量。

做法

1 韭菜洗净，切段；胡萝卜洗净，去皮，擦丝。

2 玉米面和面粉加盐、水、打散的鸡蛋调成面糊，放入韭菜段、葱段、胡萝卜丝混合均匀。

3 锅中倒油烧热，将面糊平摊在锅中，小火煎至两面金黄即可。

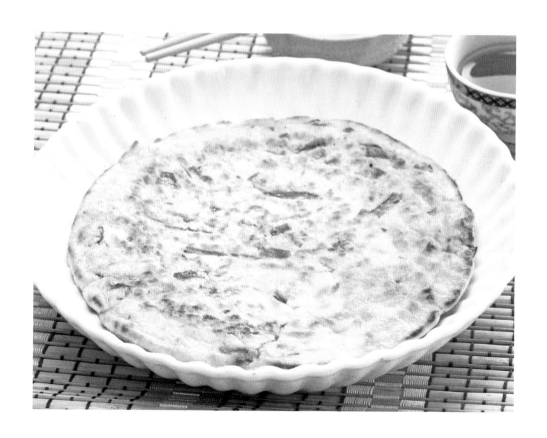

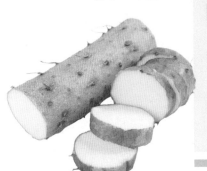

山药

固肾，护血管

嘌呤含量		主要营养素	
15 低		碳水化合物	12 克
热 量		钾	213 毫克
57 千卡 /100 克		磷	34 毫克
推荐用量		镁	20 毫克
100 克 / 日			

为什么适宜吃

固肾益气

中医认为，山药具有固肾、补肺、健脾等功效。而肾主水，肾具有调节人体水液代谢的功能。若肾的气化失常，出现水液代谢障碍，就会发生水肿、尿少等症。所以，痛风患者宜吃一些固肾食物以利排尿。

人群须知

推荐人群：痛风、糖尿病、冠心病患者。
慎食人群：大便燥结者。

营养师支招

新鲜山药一定要煮熟煮透，因为山药中含有一种碱性物质，在高温下才能被破坏，如果没熟透，食用后可能会引起不适。

营养巧搭配

山药　　　　薏米
利尿降压，调节血糖

山药　　　　玉米
保护血管，利尿

山药胡萝卜玉米羹 ②人份

嘌呤含量
约 **40** 毫克

总热量
313 千卡

材料 玉米 150 克，山药、胡萝卜各 80 克，鸡蛋 1 个。

调料 水淀粉、盐各适量，葱花少许。

做法

1 玉米洗净，剥粒，捣成酱状；山药洗净，去皮，切小块；胡萝卜洗净，去皮，切丁；鸡蛋磕开，打散。

2 锅中倒适量清水烧开，加入山药块、胡萝卜丁煮沸，加入玉米酱煮熟，用水淀粉勾芡，再将蛋液缓缓倒入，轻轻搅拌。

3 待煮沸后加盐调味，撒入葱花即可。

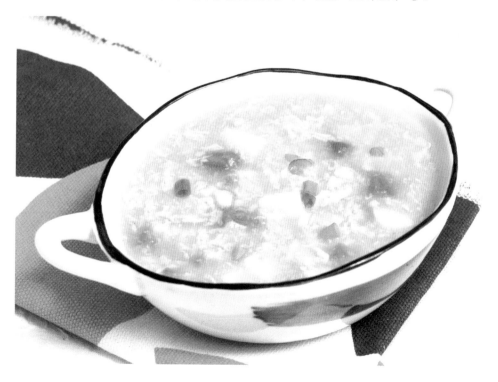

土豆

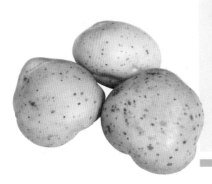

补钾利尿，排尿酸

嘌呤含量		主要营养素	
13 低		碳水化合物	18 克
热 量		维生素 C	14 毫克
81 千卡 /100 克		钾	347 毫克
推荐用量		磷	46 毫克
100 ～ 150 克 / 日			

为什么适宜吃

补钾利尿

土豆的钾、维生素 C 含量较高。钾离子不仅可以利尿，还可促进钠离子排出、辅助降压。维生素 C 有抗氧化作用，有助于保护血管。

人群须知

推荐人群：痛风、慢性胃炎、心脑血管疾病患者，消化不良者。

慎食人群：糖尿病患者。

营养师支招

在烹调土豆时宜加入适量醋，有助于营养吸收，口感也好。

营养巧搭配

土豆　　　　牛奶

营养互补，排钠利尿

土豆　　　　牛瘦肉

健脾益气，利尿消肿

醋熘土豆丝 ③人份

材料　土豆 400 克。

调料　醋、盐各适量，葱段、花椒、干辣椒段
　　　各少许。

做法

1 土豆洗净，去皮，切细丝，放入凉水中浸泡
　5 分钟，沥干水分。

2 锅内放油烧热，放入花椒炸至表面变黑，捞
　出。放入干辣椒段，随后立即倒入土豆丝翻
　炒几下，放入醋、盐，将熟时加入葱段，拌
　匀即可。

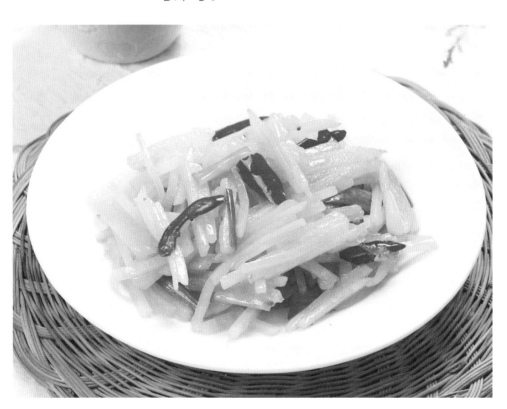

红薯

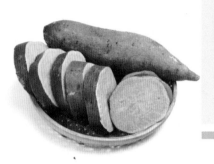

减肥，护关节

嘌呤含量	主要营养素	
13 低	碳水化合物	25 克
热　量	胡萝卜素	220 微克
106 千卡 /100 克	维生素 C	24 毫克
推荐用量	钾	174 毫克
100 ～ 150 克 / 日		

为什么适宜吃

利尿，碱化尿液

红薯中含有大量的膳食纤维、维生素 C、钾，有利于痛风患者排出尿酸。

人群须知

推荐人群： 痛风、高血压、动脉粥样硬化、便秘、冠心病患者。

慎食人群： 胃酸、腹泻者，糖尿病患者。

营养师支招

红薯和米面搭配着吃，可以起到蛋白质互补作用，有利于痛风患者的营养补充。

营养巧搭配

红薯　　　　　大米

降压降脂，通便

红薯　　　　　柿子

易致胃柿石

红薯大米粥 ②人份

嘌呤含量
约 **53** 毫克

总热量
406 千卡

材料 红薯 150 克，大米 80 克。

做法

1 大米淘洗干净，冷水浸泡半小时后捞出；红薯洗净，去皮，切小丁。

2 将红薯丁和大米一同入锅，加水煮至粥稠即可。

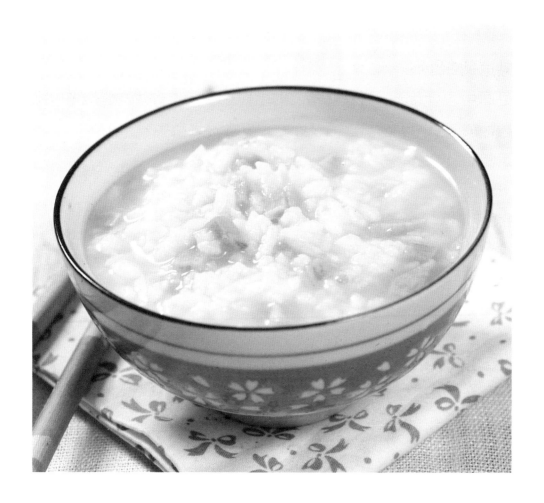

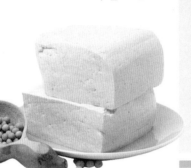

豆腐

补充优质蛋白质

嘌呤含量		主要营养素	
68 中		蛋白质	7 克
热　量		钾	106 毫克
116 千卡 /100 克		磷	112 毫克
推荐用量		镁	63 毫克
50 ～ 100 克 / 日			

为什么适宜吃

减少尿酸生成

豆腐中富含优质蛋白质，而且易于人体吸收，豆腐还含有钙、磷、镁等多种矿物质。相较而言，其嘌呤含量中等，是痛风患者缓解期很好的蛋白质来源。

人群须知

推荐人群： 痛风、高血压、糖尿病患者，口干咽燥、肺热咳嗽者。

慎食人群： 脾胃虚寒、腹泻、腹胀者。

营养师支招

豆腐中蛋白质为优质蛋白质，其氨基酸比例较均衡，烧菜时把它和蔬菜搭配在一起，更有助于营养互补。

营养巧搭配

豆腐　　木耳

排毒减肥，调脂降压

豆腐　　茼蒿

清热利尿，减肥

茼蒿豆腐 ③人份

材料 茼蒿 200 克，豆腐 350 克。

调料 葱花少许，盐、水淀粉各适量。

做法

1 豆腐洗净，切丁；茼蒿择洗干净，切末。

2 炒锅置火上，锅热放油，放葱花炒香，放入豆腐丁翻炒均匀。

3 锅中加适量清水，烧沸后转小火，倒入茼蒿末翻炒 2 分钟，用盐调味，用水淀粉勾芡即可。

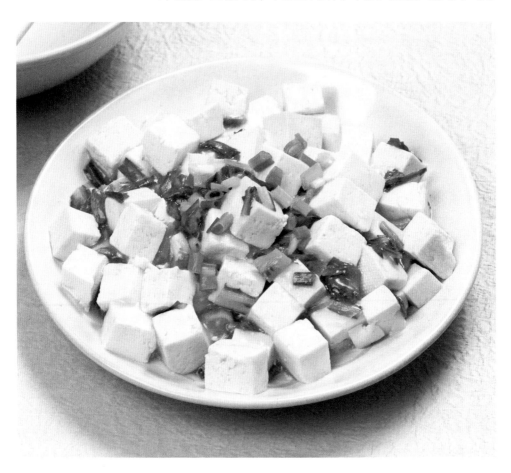

蔬菜类

冬瓜

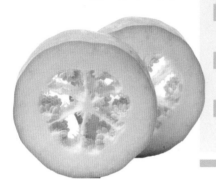

降压，利尿消肿

嘌呤含量		主要营养素	
1 低		水分	97 克
热量		维生素 C	16 毫克
10 千卡 /100 克		钾	57 毫克
推荐用量		钙	12 毫克
100 克 / 日			

为什么适宜吃

利尿，促进尿酸排泄

冬瓜中的含水量很高，且低嘌呤，有助于促进尿酸排出、降压、消肿。

人群须知

推荐人群： 痛风、糖尿病、动脉粥样硬化、高血压、肥胖、水肿患者。

慎食人群： 久病体弱、脾胃虚寒者。

营养师支招

烹制冬瓜时，盐要少放、晚放，这样不仅口感好，而且也做到了低盐饮食。

营养巧搭配

冬瓜　　　鸭肉

利尿消肿，去火

冬瓜　　　虾仁

清热利尿，补钙控压

虾仁烩冬瓜 ②人份

材料　冬瓜 250 克，虾仁 50 克。

调料　盐适量，葱花、花椒粉各少许。

做法

1 冬瓜去皮、瓤，洗净，切块；虾仁洗净。

2 炒锅倒入植物油烧至七成热，下葱花、花椒粉炒出香味，放入冬瓜块、虾仁和适量水烩熟，用盐调味即可。

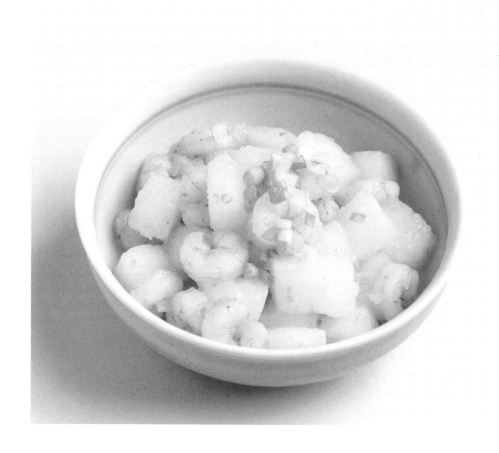

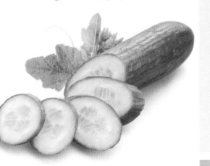

黄瓜

利尿，排出尿酸

嘌呤含量	主要营养素	
11 低	水分	96 克
热 量	维生素 C	9 毫克
16 千卡 /100 克	胡萝卜素	90 微克
推荐用量	钾	102 毫克
100~150 克 / 日		

为什么适宜吃

利尿，促进尿酸排泄

黄瓜皮中所含的异槲皮苷有较好的利尿作用。痛风患者食用黄瓜能利尿消肿，有助于促进血液中尿酸等物质的排出。

人群须知

推荐人群： 便秘、糖尿病、高血压、血脂异常、肥胖、慢性肝炎、痛风患者。

慎食人群： 脾胃虚寒、腹痛腹泻者。

营养师支招

正在减饭量的痛风患者，可以在饭前吃半根黄瓜，这样可以减少正餐的进食量。也可将其作为加餐食用，有助于饱腹。

营养巧搭配

黄瓜　　　木耳

排毒减肥，调脂降压

黄瓜　　　大蒜

降低胆固醇，开胃

拍黄瓜 ②人份

嘌呤含量
约 **22** 毫克

总热量
32 千卡

材料　黄瓜 200 克。

调料　盐、蒜末、醋、香菜末各适量，香油 3 克。

做法

1 黄瓜洗净，用刀拍至微碎，切块。

2 黄瓜块置于盘中，加盐、蒜末、醋、香菜末和香油，拌匀即可。

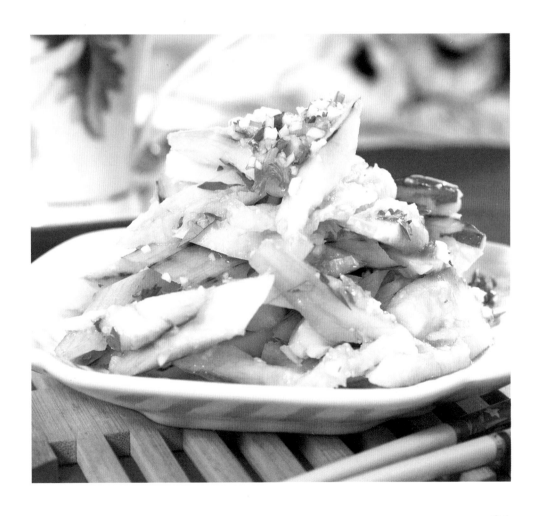

苦瓜

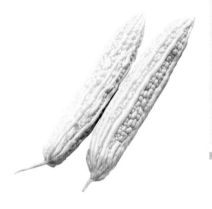

调节血糖，排尿酸

嘌呤含量		主要营养素	
12 低		维生素 C	56 毫克
热 量		胡萝卜素	100 微克
22 千卡 /100 克		钾	256 毫克
推荐用量		钙	14 毫克
50~100 克 / 日			

为什么适宜吃

利尿消肿，降尿酸

苦瓜属于低脂肪、低嘌呤食物，其所含的生物碱奎宁有杀菌、消炎退热的功效，有助于痛风患者排出尿酸、消肿退热。苦瓜中还含有丰富的维生素 C，有助于保护血管。

人群须知

推荐人群： 痛风、糖尿病、高血压、血脂异常、肥胖、便秘患者。

慎食人群： 低血糖患者，脾胃虚寒易腹泻者。

营养师支招

苦瓜含草酸，会影响钙的吸收，痛风患者在食用苦瓜时，可在烹饪前用沸水焯一下。

营养巧搭配

苦瓜　　　　　鸡蛋

清热解暑，健胃促食

苦瓜　　　　　木耳

保护心脑血管健康

苦瓜拌木耳 ②人份

材料 苦瓜 200 克，干木耳 10 克，红彩椒 25 克。

调料 蒜末、盐、生抽、醋、橄榄油适量。

做法

1 苦瓜洗净，去子，切片；木耳泡发；红彩椒洗净，切丝；蒜末、盐、生抽、醋、橄榄油调成汁备用。

2 木耳、苦瓜片分别焯熟备用。

3 将所有材料放入盘中，倒入调味汁，拌匀即可。

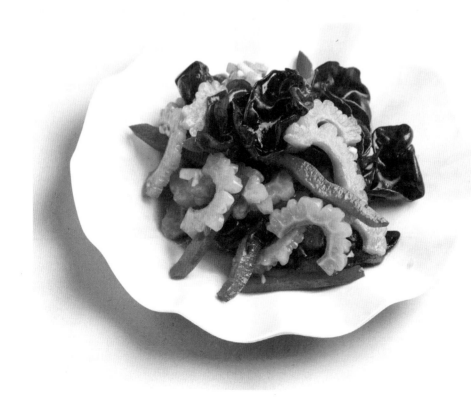

丝瓜

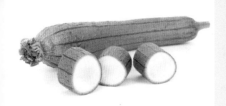

活血，通络，消炎

嘌呤含量	主要营养素	
14 低	维生素 C	4 毫克
热　量	胡萝卜素	155 微克
20 千卡 /100 克	钾	121 毫克
推荐用量	钙	37 毫克
100 克 / 日		

为什么适宜吃

利尿，消炎

中医认为，丝瓜具有活血、凉血、通络、解毒、消炎等功效，有助于缓解痛风患者出现红肿热痛等症状。现代营养学认为，丝瓜含有皂苷类物质，具有一定的利尿作用。所以，痛风患者常食丝瓜可起到消炎、利尿的作用。

人群须知

推荐人群： 高血压、心脏病、痛风患者，痰喘、咳嗽、乳汁不通者。

慎食人群： 脾胃虚寒、大便溏薄者。

营养师支招

丝瓜宜现切现做，防止营养成分随汁水流失。

营养巧搭配

丝瓜　　　　　鸡蛋

清热解毒，滋阴润燥

丝瓜　　　　　番茄

清热利尿，降压护心

丝瓜炒鸡蛋 ②人份

材料 丝瓜 200 克，鸡蛋 2 个。

调料 盐适量。

做法

1 丝瓜去皮洗净，切滚刀块，放入沸水中焯一下；鸡蛋打散。

2 锅热放油，倒入鸡蛋液，炒熟后盛出备用。

3 锅底留油，放入焯过水的丝瓜片，加盐翻炒30 秒，加入鸡蛋，翻炒均匀即可。

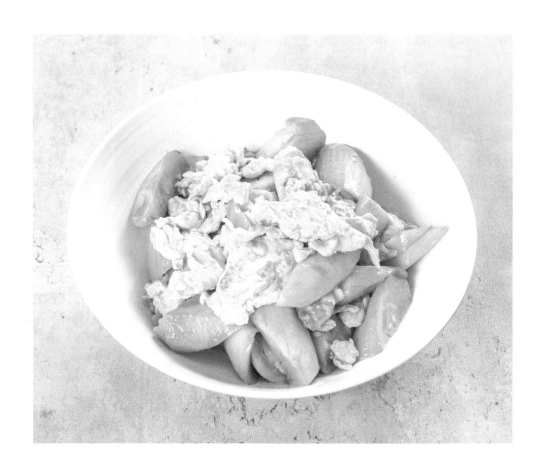

番茄

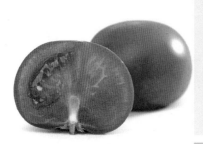

碱化尿液，促进排尿

嘌呤含量		主要营养素	
17 低		水分	94 克
热　量		胡萝卜素	375 微克
15 千卡 /100 克		维生素 C	5 毫克
推荐用量		钾	197 毫克
100 ～ 150 克 / 日			

为什么适宜吃

碱化尿液，帮助利尿

番茄属于低嘌呤食物，含有丰富的钾等，可碱化尿液，帮助利尿，对痛风患者有辅助治疗作用，适合痛风患者经常食用。

人群须知

推荐人群： 痛风、高血压、冠心病、血脂异常、肥胖、急慢性肝炎患者。

慎食人群： 低血压患者。

营养师支招

番茄不宜空腹大量食用，否则容易刺激胃黏膜，导致胃酸分泌过多，造成胃部胀痛。

营养巧搭配

番茄　　　　鸡蛋

健胃消食

番茄　　　　菜花

减肥，利尿，降压调脂

番茄炒鸡蛋 ②人份

材料 番茄 350 克，鸡蛋 2 个。

调料 盐适量。

做法

1 鸡蛋打散；番茄洗净，切块。

2 锅加热放油倒入鸡蛋液，炒熟盛出。

3 另起锅，放少许食用油，倒入番茄块翻炒至出汁，加入已炒好的鸡蛋，翻炒均匀，加入盐即可。

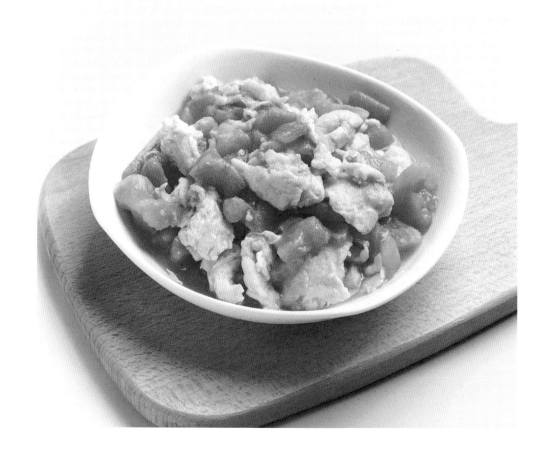

茄子

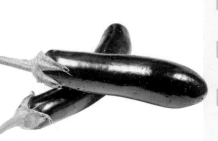

活血化瘀，消肿

嘌呤含量	主要营养素	
13 低	水分	93 克
热　量	钾	147 毫克
18 千卡 /100 克	钙	50 毫克
推荐用量	镁	11 毫克
100 ~ 150 克 / 日		

为什么适宜吃

利尿，清热消肿

中医认为，茄子性凉、味甘，有利尿、活血化瘀、清热、止痛消肿等功效。对于痛风患者来说，尿酸沉积于趾关节，容易形成红肿热痛的症状，适当摄入茄子，有助于缓解症状。

人群须知

推荐人群： 痛风、高血压、冠心病、坏血病、紫癜患者。

慎食人群： 肺寒常咳者。

营养师支招

想吃烧茄子，最好将茄子先蒸几分钟再烹炒，并注意减少用油量。避免煎炸等烹饪方式。

营养巧搭配

茄子　　　　　苦瓜

解毒利尿，护心降压

茄子　　　　　柿子椒

降胆固醇，护肤

清蒸茄子 ③人份

材料 茄子 400 克。

调料 生抽、香油、盐各适量。

做法

1 茄子洗净，去蒂，装入盘中，放在蒸锅里蒸 15～20 分钟至熟。

2 将蒸熟的茄子取出，倒掉多余的汤汁。用筷子戳散或者用手撕成细条，加入生抽、盐、香油拌匀即可。

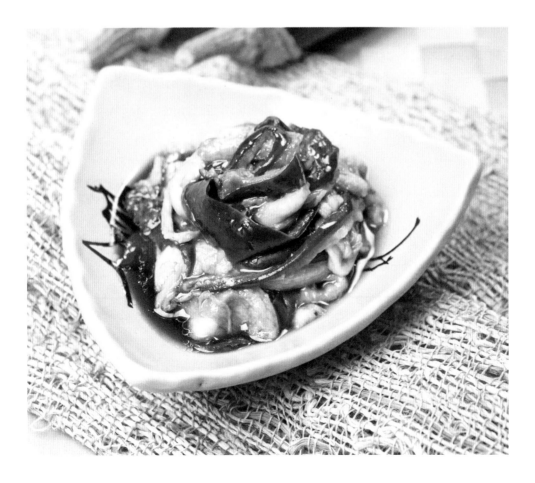

西葫芦

清热利尿，消肿散结

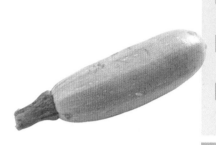

嘌呤含量	主要营养素	
20 低	水分	95 克
热 量	钙	15 毫克
19 千卡 /100 克	磷	17 毫克
推荐用量	钾	92 毫克
100 克 / 日		

为什么适宜吃

利尿，促进尿酸排泄

西葫芦嘌呤含量很低，且含有较多的水分，有助于降尿酸。中医认为，西葫芦具有清热利尿、消肿散结等功效，所以西葫芦很适合痛风急性期食用。

人群须知

推荐人群： 痛风、糖尿病、高血压、肾炎、肝病、水肿患者。

慎食人群： 脾胃虚寒者。

营养师支招

炒西葫芦时尽量别切成薄片，因为越薄受热越快，过于熟软会影响口感。

营养巧搭配

西葫芦　　　　鸡蛋

除烦补虚，润肺止咳

西葫芦　　　　番茄

控糖降脂，排尿酸

西葫芦瘦肉汤 ③人份

材料 西葫芦 250 克，猪瘦肉 100 克。

调料 香油、胡椒粉、淀粉、盐各适量。

做法

1 西葫芦洗净，去蒂，切片；猪瘦肉洗净，切片，加盐、淀粉抓一下，备用。

2 锅置火上，倒油烧热，加肉片炒至变色后放入西葫芦片翻炒几下，加入适量开水，大火煮开后转中火煮 3 分钟，加胡椒粉、香油调味即可。

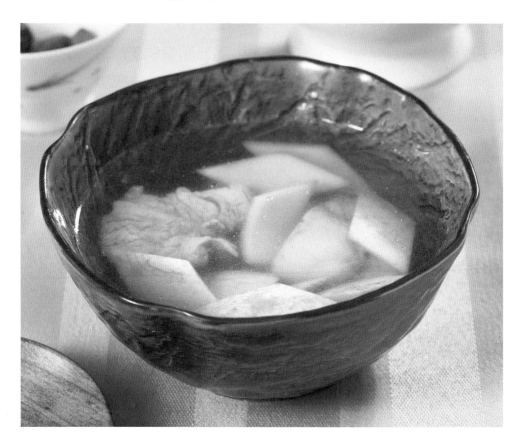

柿子椒

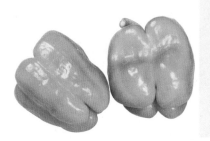

抗氧化，促代谢

嘌呤含量	主要营养素	
6 低	水分	95 克
热　量	碳水化合物	4 克
18 千卡 /100 克	维生素 C	130 毫克
推荐用量	胡萝卜素	76 微克
50 ~ 100 克 / 日		

为什么适宜吃

防止尿酸升高

柿子椒含有丰富的维生素 C，有助于降低痛风患者体内的尿酸含量。

人群须知

推荐人群： 痛风、贫血、出血患者，食欲不振者。

慎食人群： 胃溃疡、眼疾、热病患者。

营养师支招

柿子椒一次不宜吃得过多。另外，用酱油烹调柿子椒会使菜色变暗，且味道也不清香。

营养巧搭配

柿子椒　　　　鸡蛋

补铁补血，开胃

柿子椒　　　　玉米

利尿消肿，防便秘

玉米炒青椒 ②人份

嘌呤含量
约 **30** 毫克

总热量
272 千卡

材料 玉米粒 250 克，柿子椒、红彩椒各 50 克。

调料 盐适量。

做法

1 玉米粒洗净；柿子椒、红彩椒洗净，切丁。

2 锅置火上，放入油烧至八成热，放入玉米粒炒匀至玉米粒表面略微皱。

3 放入柿子椒丁、红彩椒丁一起翻炒半分钟左右，放入盐调味即可。

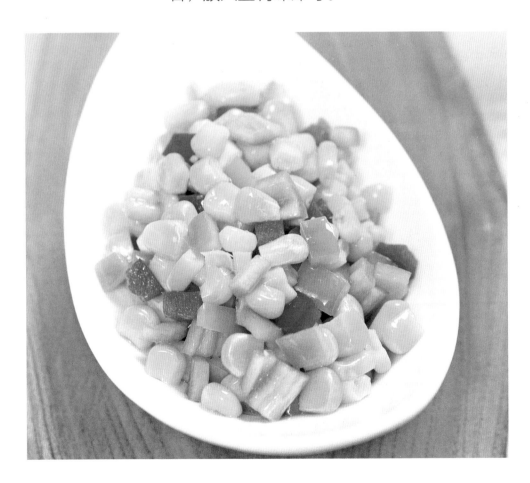

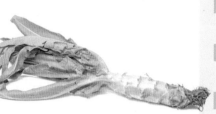

莴笋

利尿，消炎

嘌呤含量	主要营养素	
12 低	水分	95 克
热 量	钾	212 毫克
15 千卡 /100 克	磷	48 毫克
推荐用量		
100~150 克 / 日	钙	23 毫克

为什么适宜吃

控糖，排尿酸

莴笋中含有一种能够激活胰岛素的活性物质，且富含钾和水分，有助于控糖、排尿酸。

人群须知

推荐人群： 痛风、高血压、心脏病、血脂异常、糖尿病患者。

慎食人群： 尿频、体寒者，低血压患者。

营养师支招

许多人吃莴笋时总是把叶子扔掉，其实莴笋叶富含维生素 C 和叶酸，其营养价值远高于茎。莴笋叶可凉拌食用。

营养巧搭配

莴笋　　　　木耳

利尿降压，降血脂

莴笋　　　　胡萝卜

降压调脂，控血糖

山药木耳炒莴笋 ②人份

材料 莴笋 300 克，山药、水发木耳各 50 克。

调料 醋 5 克，葱丝、盐各 3 克。

做法

1 莴笋去叶、去皮，切片；水发木耳洗净，撕小朵；山药洗净，去皮，切片。

2 山药片和木耳分别焯烫，捞出。

3 锅热放油爆香葱丝，倒入莴笋片、木耳、山药片炒熟，放盐、醋即可。

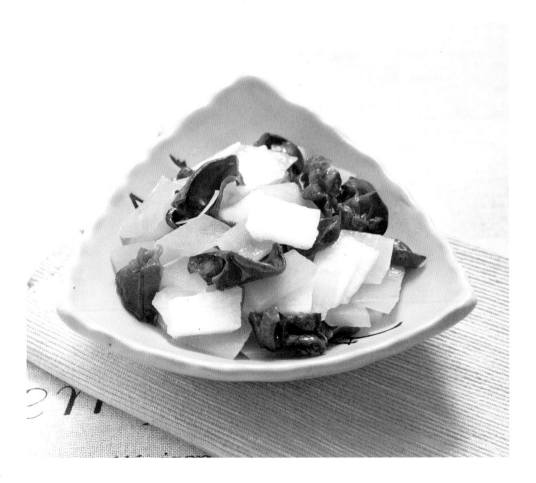

圆白菜

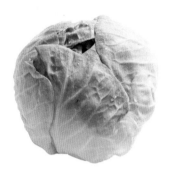

促进尿酸排泄

嘌呤含量		主要营养素	
10 低		膳食纤维	1 克
热 量		维生素 C	40 毫克
24 千卡 /100 克		钾	124 毫克
推荐用量		钙	49 毫克
100～150 克 / 日			

为什么适宜吃

清热利尿，排尿酸

圆白菜富含膳食纤维，可帮助人体排出有害物质。圆白菜还富含钾，有利尿作用。中医认为，圆白菜有缓急止痛、强壮筋骨、清热利尿等作用。因此，圆白菜适合痛风患者经常食用。

人群须知

推荐人群： 痛风、动脉硬化、胆结石、肥胖、胃病患者。

慎食人群： 腹泻患者。

营养师支招

圆白菜如要焯水，15 秒左右即可捞出。圆白菜存放时间过长，维生素 C 会大量流失，所以最好现买现吃。

营养巧搭配

圆白菜　　　　猪肉

调脂降压，补虚开胃

圆白菜　　　　番茄

降胆固醇，利尿

圆白菜炒肉 ①人份

材料 圆白菜 150 克，猪瘦肉 40 克。

调料 酱油、盐、葱丝、姜丝各适量。

做法

1 猪瘦肉洗净，切薄片；圆白菜洗净，撕成片。

2 锅置火上，放入植物油烧热，加入葱丝、姜丝炒香，放入肉片煸炒至变色，放入圆白菜片炒熟，加酱油、盐炒匀即可。

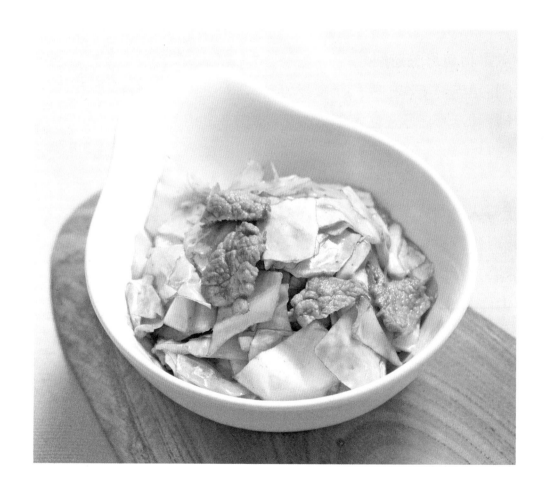

紫甘蓝

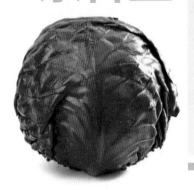

保护心血管

嘌呤含量		主要营养素	
10 低		膳食纤维	3 克
热　量		维生素 C	26 毫克
25 千卡 /100 克		钙	65 毫克
推荐用量		钾	177 毫克
100 克 / 日			

为什么适宜吃

利尿，促进尿酸排泄

紫甘蓝含有丰富的钾和膳食纤维，具有利尿降压作用，有利于排出尿酸。紫甘蓝还含有丰富的花青酸，有助于保护血管。

人群须知

推荐人群： 痛风、高血压、冠心病、糖尿病、肥胖患者。

慎食人群： 腹泻患者。

营养师支招

紫甘蓝经过高温炒、煮后会掉色，并流失部分营养，这属于正常现象。若想保持紫甘蓝原本的紫红色，可在加热前加少许白醋。

营养巧搭配

紫甘蓝　　　洋葱

降尿酸，抑制炎症

紫甘蓝　　　苹果

保护心脏，减肥

生拌紫甘蓝 ②人份

材料 紫甘蓝 200 克，紫洋葱 100 克。

调料 葱末少许，盐、花椒油、胡椒粉各适量。

做法

1 紫甘蓝洗净，切丝；紫洋葱去外皮，洗净，切丝。

2 把葱末、胡椒粉、盐、花椒油搅拌均匀制成调味汁。

3 把调好的调味汁均匀地浇入切好的菜丝上，拌匀即可。

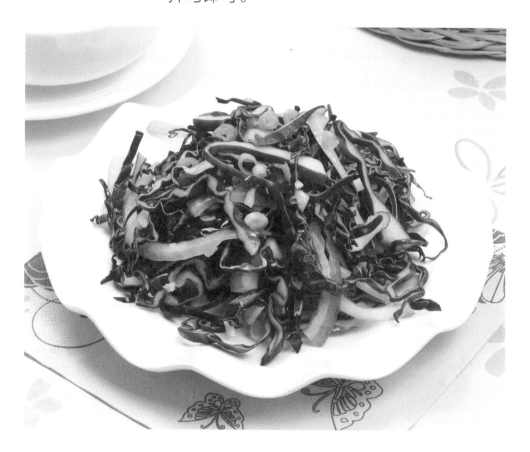

芹菜

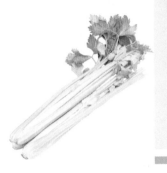

清热利尿

嘌呤含量		主要营养素	
5 低		水分	93 克
热 量		胡萝卜素	340 微克
22 千卡 /100 克		钾	206 毫克
推荐用量		钙	80 毫克
100 克 / 日			

为什么适宜吃

清热利尿

芹菜具有清热、消肿利尿、促便等功效，且基本上不含嘌呤，很适合痛风急性期食用。

人群须知

推荐人群：痛风、高血压、动脉硬化、神经衰弱患者。

慎食人群：脾胃虚寒、大便溏薄者。

营养师支招

芹菜"不吃盐"，烹调时要少放盐，放盐太多容易"抢味"，也容易导致摄入过多钠。

营养巧搭配

芹菜　　　　彩椒
调脂降压，保护血管

芹菜　　　　牛肉
健脾养胃，补血

红椒炒芹菜 ②人份

材料 芹菜 200 克，红彩椒 50 克。

调料 葱花、盐各适量。

做法

1 芹菜择洗干净，切段，入沸水焯透后捞出；红彩椒洗净，去蒂除子，切丝。

2 锅置火上，倒入适量油烧至七成热，加葱花炒出香味。

3 放入芹菜段和红彩椒丝翻炒 2 分钟，用盐调味即可。

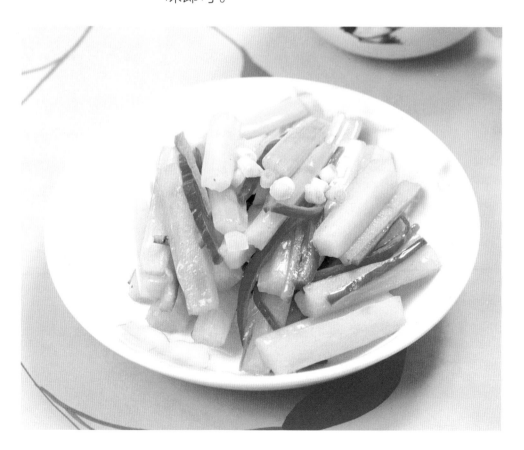

大白菜

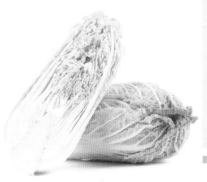

利尿，清热

嘌呤含量		主要营养素	
14 低		水分	94 克
热　量		维生素 C	38 毫克
20 千卡 /100 克		钾	134 毫克
推荐用量		钙	57 毫克
100~150 克 / 日			

为什么适宜吃

碱化尿液，促进尿酸排泄

大白菜中含有多种维生素和矿物质，能够碱化尿液，同时能促进沉积于组织内的尿酸盐溶解，有助于尿酸代谢。

人群须知

推荐人群： 痛风、高血压、血脂异常、糖尿病、口腔溃疡、支气管炎患者。

慎食人群： 胃寒、便溏者。

营养师支招

切大白菜时，最好顺其纹理，这样易熟且可减少维生素 C 的流失。另外，大白菜最好现做现吃，不要吃隔夜的熟白菜。

营养巧搭配

大白菜　　　豆腐

降胆固醇，清热润肺

大白菜　　　土豆

健脾补肾，通利肠胃

土豆白菜汤 ②人份

材料　大白菜叶 200 克，土豆 100 克。

调料　葱段少许，盐适量。

做法

1 土豆洗净，去皮，切条；大白菜叶洗净，撕成片。

2 锅中放油烧热，下入葱段煸炒片刻，放入土豆条炒几下，添加适量开水，大火烧开后加入大白菜叶，煮至软烂，加入盐调味即可。

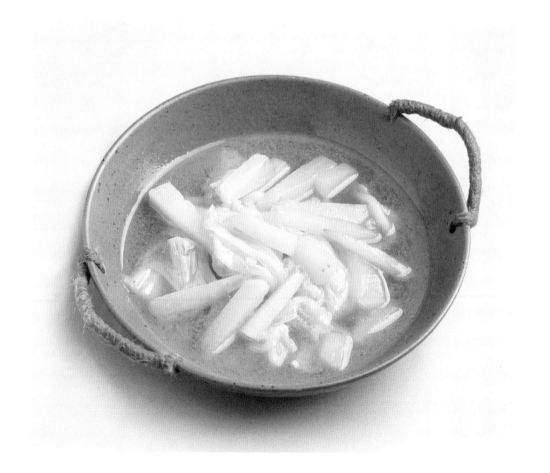

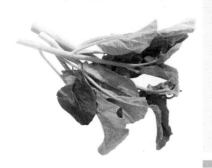

芥蓝

促进肠胃蠕动，助消化

嘌呤含量		主要营养素	
19 低		水分	91 克
热　量		维生素 C	37 毫克
22 千卡 /100 克		钙	121 毫克
推荐用量		钾	354 毫克
100 ～ 150 克 / 日			

为什么适宜吃

促进体内废物的排出

芥蓝中含有有机碱、维生素 C、钾等，有清热、利水消肿的功效，因此，非常适合痛风患者食用。

人群须知

推荐人群：大便燥结者，糖尿病、高血压患者。

慎食人群：便溏者。

营养师支招

对于痛风患者，芥蓝最佳吃法为炒或凉拌着吃，尤其是伴有高血压、血脂异常的患者。

营养巧搭配

芥蓝	虾仁

促食，补钙

芥蓝	山药

降压，补虚

白灼芥蓝虾仁 ②人份

材料　芥蓝 400 克，虾仁 50 克。

调料　酱油、白糖、盐、水淀粉各适量，香油
　　　少许。

做法

1 芥蓝洗净；虾仁洗净，用盐、水淀粉抓匀，
　腌渍 10 分钟。

2 锅置火上，倒入清水煮沸，将芥蓝焯至断生
　后捞出。

3 锅内倒油，烧至六成热，下虾仁滑散后盛
　出，摆放在焯好的芥蓝上。

4 将酱油、白糖、盐、香油调成白灼汁，倒在
　虾仁和芥蓝上即可。

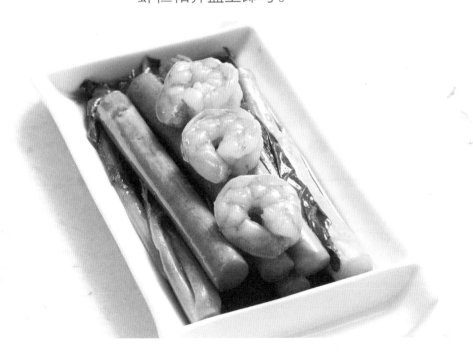

苋菜

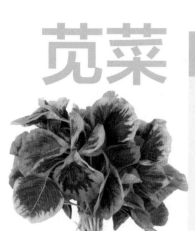

利水消肿

嘌呤含量		主要营养素	
24 低		维生素 C	47 毫克
热 量		镁	119 毫克
35 千卡 /100 克		铁	5 毫克
推荐用量		钾	207 毫克
100 ~ 150 克 / 日			

为什么适宜吃

利水消肿

苋菜是一种低嘌呤食物，且含有丰富的维生素 C 和钾，能够促进体内尿酸的排出，有利水消钾肿的功效，因此，非常适合痛风患者食用。

人群须知

推荐人群： 痛风、糖尿病患者，大便燥结者。
慎食人群： 过敏性体质者。

营养师支招

苋菜性寒，能清热解毒、利尿除湿、通利大便。煮汤、煮粥或榨汁都是不错的选择。

营养巧搭配

苋菜　　　　白芝麻

清热解毒，利尿通便

苋菜　　　　大蒜

通利小便，调脂控糖

凉拌苋菜 ②人份

材料 苋菜 350 克，白芝麻少许。

调料 盐适量。

做法

1 苋菜洗净。

2 起锅烧水，水开后加点盐和油，放入苋菜焯一下（掌握在半分钟之内），捞出。

3 放凉白开中过凉，从中间切一刀，撒上白芝麻、盐拌匀即可。

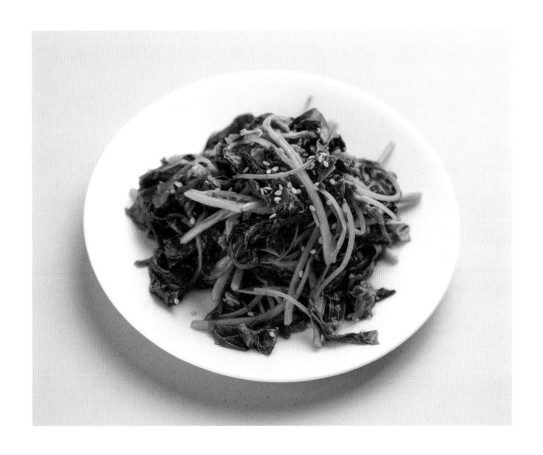

空心菜

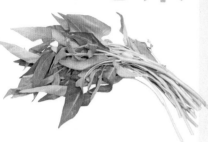

控糖，清热利尿

嘌呤含量		主要营养素	
22 低		膳食纤维	1 克
热 量		维生素 C	5 毫克
19 千卡 /100 克		胡萝卜素	1714 微克
推荐用量		钾	304 毫克
50 ～ 100 克 / 日			

为什么适宜吃

促进尿酸排出

空心菜含有丰富的钾等，可促进尿酸排出，适合痛风患者经常食用。

人群须知

推荐人群：痛风、糖尿病、血脂异常、便秘患者。

慎食人群：过敏性体质者。

营养师支招

空心菜宜大火快炒，可避免营养成分的流失。另外，空心菜捣成汁后外用，可消肿。

营养巧搭配

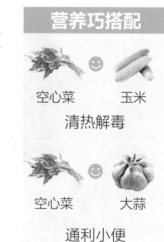

空心菜 ☺ 玉米

清热解毒

空心菜 ☺ 大蒜

通利小便

玉米粒炒空心菜 ②人份

材料 空心菜 300 克，玉米粒 100 克，柿子椒 50 克。

调料 盐 3 克，葱花、姜末、蒜末各适量。

做法

1 空心菜洗净，入沸水中焯烫，沥干，切段；柿子椒洗净，去蒂除子，切丁。

2 锅内倒油烧至七成热，爆香姜末、蒜末，倒玉米粒、空心菜段、柿子椒丁炒熟，加盐调匀，撒上葱花即可。

嘌呤含量约 **78** 毫克

总热量 **166** 千卡

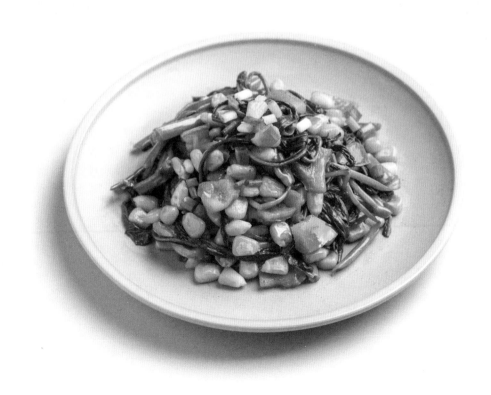

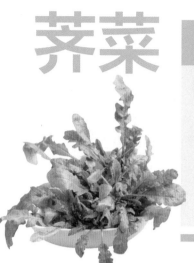

荠菜

缓解痛风引起的炎症

嘌呤含量		主要营养素	
12 低		胡萝卜素	2590 微克
热　量		维生素 C	43 毫克
31 千卡 /100 克		钾	280 毫克
推荐用量		钙	294 毫克
50 克 / 日			

为什么适宜吃

利尿消肿

荠菜富含维生素 C 和胡萝卜素，有助于保护血管。中医认为，荠菜有清热止血、利尿消肿之功，可帮助痛风患者排出体内的尿酸，并缓解急性期出现的炎症反应。

人群须知

推荐人群： 痛风、高血压、肾炎水肿患者，目赤疼痛、牙龈出血者。

慎食人群： 体质虚寒者。

营养师支招

要挑选不带花的荠菜，比较鲜嫩、好吃。荠菜不宜煮太久，否则会破坏其营养成分。

营养巧搭配

荠菜　　　豆腐

和肝降压，清热消炎

荠菜　　　鸡蛋

养肝明目，补脾益胃

荠菜豆腐羹 ②人份

材料 荠菜100克，猪瘦肉50克，内酯豆腐200克。

调料 蒜末5克，盐1克，淀粉适量。

做法

1 荠菜择洗干净，切碎；内酯豆腐洗净，切丁；猪瘦肉洗净，切丝，加入淀粉腌渍15分钟。

2 锅中倒油烧至六成热，爆香蒜末，放入肉丝翻炒，加水、豆腐丁煮开，放入荠菜碎略煮，加盐调味即可。

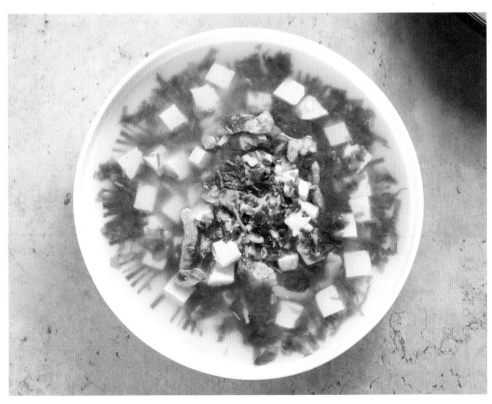

油菜

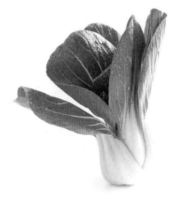

散血消肿，清热利尿

嘌呤含量		主要营养素	
17 低		水分	96 克
热　　量		胡萝卜素	1083 微克
14 千卡 /100 克		钾	175 毫克
推荐用量		钙	148 毫克
100 克 / 日			

为什么适宜吃

利尿，促进尿酸排泄

油菜中胡萝卜素的含量比较丰富，有助于保护血管。中医认为，油菜有散血消肿、清热解毒之功，可以帮助缓解痛风患者的不适。

人群须知

推荐人群： 肥胖、便秘、痛风、血脂异常、冠心病患者，牙龈出血者。

慎食人群： 腹泻、皮肤黄染者。

营养师支招

油菜应先洗后切，以减少维生素的流失。

营养巧搭配

油菜　　　　豆腐

清热解毒，生津止渴

油菜　　　　胡萝卜

促进代谢，护肤明目

油菜香菇魔芋汤 ②人份

材料 油菜150克，干香菇15克，魔芋、胡萝卜各50克。

调料 盐、香油各适量。

做法

1 油菜洗净，切段；香菇泡发（泡发香菇的水含有嘌呤，应倒掉），去蒂，切小块；魔芋洗净，切块；胡萝卜洗净，去皮，切薄片。

2 锅中倒入清水，大火烧开，放香菇块、魔芋块、胡萝卜片烧至八成熟，放油菜段煮熟，加盐调味，淋香油即可。

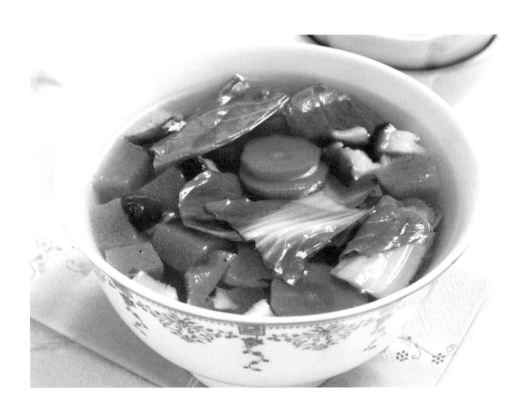

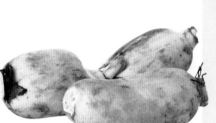

莲藕

清热，消肿

嘌呤含量	主要营养素	
10 低	碳水化合物	12 克
热 量	膳食纤维	2 克
47 千卡 /100 克	维生素 C	19 毫克
推荐用量	钾	293 毫克
100 克 / 日		

为什么适宜吃

低嘌呤，促进排尿酸

莲藕为根茎类蔬菜，含有较丰富的碳水化合物，有助于促进尿酸排泄。

人群须知

推荐人群：痛风、血脂异常、高血压患者。
慎食人群：脾胃湿寒者不宜生食。

营养师支招

莲藕藕尖部分适合拌着吃；中间部分适合炒着吃；较老的可加工制成藕粉、甜品。

营养巧搭配

莲藕　　　　糯米

健脾益血，补养心肺

莲藕　　　　山楂

降脂降压

山楂藕片 ②人份

材料　山楂 50 克，莲藕 100 克。

调料　冰糖 5 克。

做法

1　山楂洗净，去蒂除子，对切两半；莲藕去皮，洗净，切薄片。

2　锅中放少量水，倒入山楂、冰糖，大火煮开后转小火熬煮成黏稠的山楂酱。

3　另起锅，加适量水煮沸，放入藕片焯熟，捞出沥干，装盘，淋上山楂酱即可。

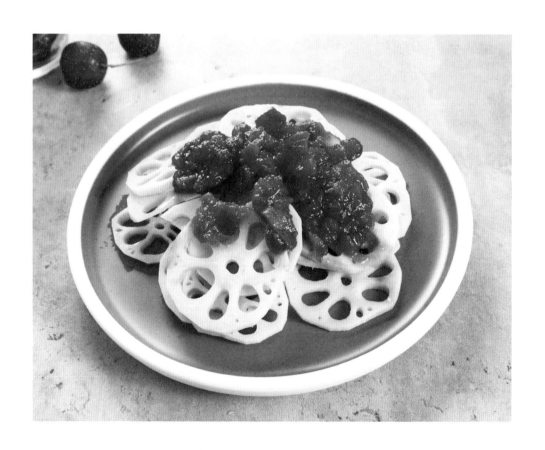

胡萝卜

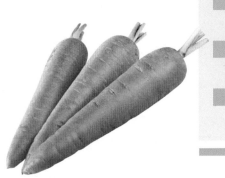

促进代谢

嘌呤含量		主要营养素	
17 低		碳水化合物	10 克
热　量		胡萝卜素	4010 微克
46 千卡 /100 克		维生素 C	16 毫克
推荐用量		钾	193 毫克
100 克 / 日			

为什么适宜吃

促进代谢

中医认为，胡萝卜可以补中益气、活血养血、健肠胃。痛风患者吃胡萝卜能够增强体力，促进代谢，有助于排尿酸。

人群须知

推荐人群： 痛风、高血压、糖尿病、干眼症患者，皮肤干燥粗糙者。
慎食人群： 皮肤黄染者。

营养师支招

胡萝卜宜和动物性食物搭配食用，以促进营养吸收。

营养巧搭配

胡萝卜　　　　菠菜
明目，降压，通便

胡萝卜　　　　猪肉
补虚健脾，补铁

胡萝卜炒肉丝 ②人份

材料 胡萝卜 200 克，猪瘦肉 50 克。

调料 葱末、姜末各少许，料酒、盐、生抽、
淀粉各适量。

做法

1 猪瘦肉洗净，切丝，用生抽、淀粉抓匀腌渍
10 分钟；胡萝卜洗净，去皮，切丝。

2 锅中倒油烧热，爆香葱末、姜末，倒肉丝、
料酒翻炒，倒胡萝卜丝、盐炒熟即可。

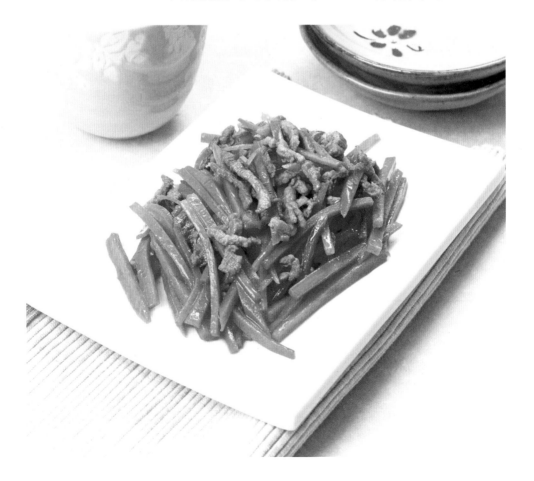

白萝卜

促消化，排尿酸

嘌呤含量		主要营养素	
11 低		水分	96 克
热　量		维生素 C	19 毫克
16 千卡 /100 克		钾	167 毫克
推荐用量		钙	47 毫克
100 克 / 日			

为什么适宜吃

促进尿酸排泄

白萝卜富含钾、水分，有利尿作用，可促进尿酸的排泄。白萝卜为低嘌呤食物，是痛风患者良好的食材选择。

人群须知

推荐人群： 痛风、高血压、血脂异常、糖尿病、支气管炎患者。

慎食人群： 胃溃疡患者。

营养师支招

白萝卜所含的钙有 98% 在萝卜皮内，所以白萝卜最好带皮吃。

营养巧搭配

白萝卜　　　豆腐

促消化，补钙

白萝卜　　　番茄

开胃促食，清热利尿

白萝卜番茄汤 ③人份

材料 白萝卜 250 克，番茄 150 克，面粉 10 克。

调料 番茄酱、香油各少许。

做法

1 白萝卜洗净，切丝；番茄洗净，去皮，切块。

2 锅置火上，倒油烧热，放少许面粉炒成糊状，放番茄块炒匀，待炒出红汁时加入白萝卜丝翻炒片刻，倒入适量清水，大火烧开后转小火煮 5 分钟。

3 放番茄酱，煮沸后淋入香油即可。

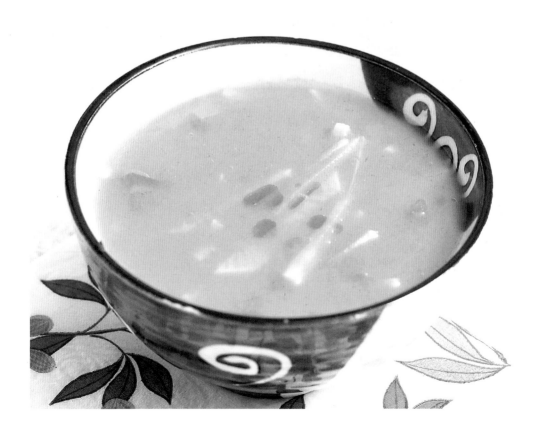

洋葱

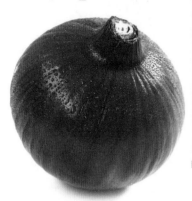

降压调脂

嘌呤含量		主要营养素	
4 低		维生素 C	9 毫克
热　量		钾	147 毫克
40 千卡 /100 克		磷	39 毫克
推荐用量		钙	24 毫克
50 ~ 100 克 / 日			

为什么适宜吃

控血压，排尿酸

洋葱含有前列腺素 A，前列腺素 A 有助于控血压；含有的钾有利尿和排钠作用，有助于排尿酸。

人群须知

推荐人群：痛风、糖尿病、血脂异常、高血压、动脉粥样硬化患者。

慎食人群：皮肤瘙痒性疾病、眼疾患者。

营养师支招

洋葱一次不宜食用过多，容易引起视物不清。

营养巧搭配

洋葱　　　玉米

稳定血糖，利尿降压

洋葱　　　木耳

降血脂，减肥

洋葱炒木耳 ②人份

材料　水发木耳 150 克，洋葱 100 克。

调料　盐、生抽各适量。

做法

1　洋葱剥皮，洗净，切片；木耳洗净，撕成小朵。

2　锅置火上，倒入植物油，待油热后加入洋葱片，大火爆炒 1 分钟至炒出香味。

3　放入木耳继续翻炒约 1 分钟，调入适量盐、生抽翻炒片刻即可。

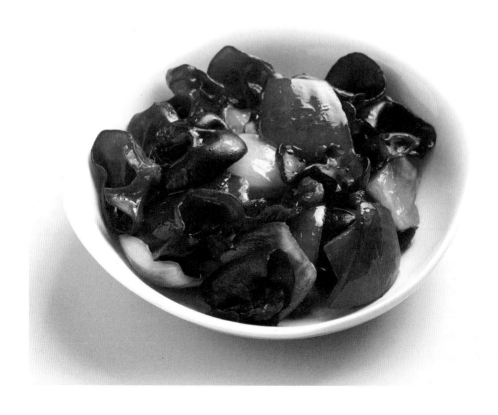

水果类

樱桃

抗氧化，利尿

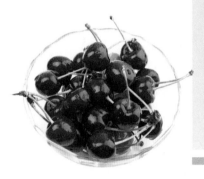

嘌呤含量		主要营养素	
11 低		碳水化合物	10 克
热 量		胡萝卜素	210 微克
46 千卡 /100 克		维生素 C	10 毫克
推荐用量		钾	232 毫克
30 ~ 50 克 / 日			

为什么适宜吃

利尿, 抗氧化

樱桃里的花青素有抗氧化作用，有助于促进血液循环，帮助排尿酸。

人群须知

推荐人群： 痛风、冠心病、高血压患者。

慎食人群： 热病、虚热咳嗽者。

营养师支招

樱桃的颜色越深，其花青素含量越多。所以紫樱桃抗氧化作用最强，选择时可有所侧重。

营养巧搭配

 ☺

樱桃　　　　枸杞子

调节血糖，补肝益肾

 ☺

樱桃　　　　苹果

利尿消肿，补充体力

樱桃苹果汁 ②人份

材料 苹果 200 克，樱桃 100 克。

做法

1 樱桃洗净，去蒂除核；苹果洗净，去皮除核，切块。

2 将苹果块和樱桃放入榨汁机中榨成汁即可。

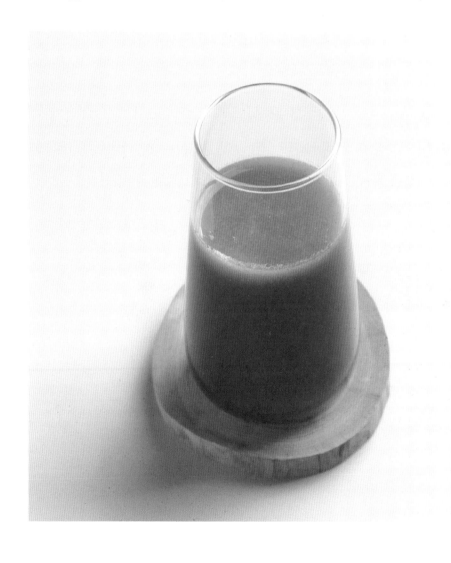

西瓜

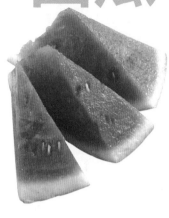

利尿消肿

嘌呤含量		主要营养素	
6 低		水	92 克
热　量		胡萝卜素	173 微克
31 千卡 /100 克		维生素 C	7 毫克
推荐用量		钾	79 毫克
100 ～ 150 克 / 日			

为什么适宜吃

利尿，镇痛抗炎

西瓜含有的瓜氨酸有利尿作用，可以帮助降尿酸。西瓜为低嘌呤食物，非常适宜痛风急性期或痛风伴有高血压患者食用。

人群须知

推荐人群： 痛风、高血压、肾炎患者。
慎食人群： 腹泻者，糖尿病患者。

营养师支招

西瓜不宜一次吃得过多，否则易引起消化不良、血糖骤升。

营养巧搭配

西瓜　　　　绿豆

清热利尿，降血压

西瓜　　　　薄荷

清热降暑，减肥

西瓜绿豆汤 ②人份

材料 绿豆 25 克，西瓜皮 100 克。

做法

1 绿豆洗净，用清水浸泡 4 小时；西瓜皮洗净，切丁。

2 将绿豆放入锅中，加适量水，大火烧沸后转小火煮熟，倒入西瓜皮丁煮沸即可。

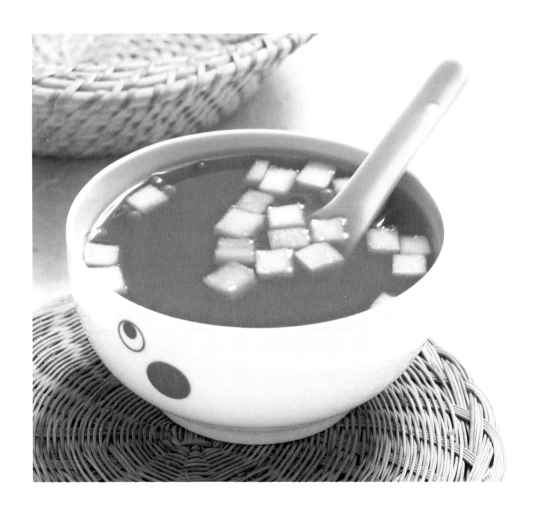

木瓜

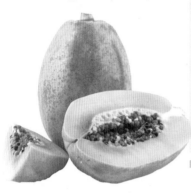

舒筋活络，利关节

嘌呤含量	主要营养素	
4 低	碳水化合物	7 克
热 量	维生素 C	31 毫克
30 千卡 /100 克	胡萝卜素	870 微克
推荐用量	钾	182 毫克
100 克 / 日		

为什么适宜吃

调节尿酸水平

木瓜味道鲜甜，富含维生素 C 和钾，有助于调节尿酸水平。中医认为，木瓜有舒筋活络的作用，有助于缓解痛风引起的关节不适。

人群须知

推荐人群： 痛风、高血压、血脂异常、消化不良患者。

慎食人群： 皮肤黄染、对番木瓜碱过敏者。

营养师支招

木瓜中含番木瓜碱，有小毒，每次进食不宜过多。

营养巧搭配

木瓜　　　　　牛奶

净化血液，润肤养颜

  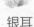

木瓜　　　　　银耳

清心润肺，美容养颜

银耳炖木瓜 ②人份

材料 水发银耳 100 克，木瓜 200 克，北杏仁、
南杏仁各 10 克。

调料 冰糖适量。

做法

1 南杏仁、北杏仁去外皮，洗净；木瓜洗净，
去皮除子，切块。

2 将准备好的材料一起放入炖煲内，加适量开
水、冰糖炖煮 20 分钟即可。

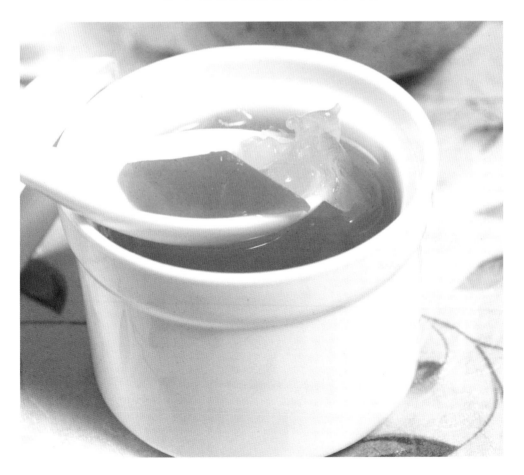

哈密瓜

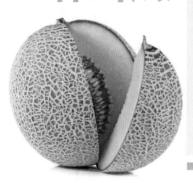

止渴，利尿

嘌呤含量	主要营养素	
7 低	维生素 C	12 毫克
热　量	胡萝卜素	920 微克
34 千卡 /100 克	钾	190 毫克
推荐用量	镁	19 毫克
100 克 / 日		

为什么适宜吃

利尿，促进尿酸排泄

哈密瓜热量低、水分足，味甘如蜜，奇香袭人，有"瓜中之王"的美称。中医认为，哈密瓜具有利小便、通三焦的功效，有助于痛风患者通过排尿排出尿酸。

人群须知

推荐人群：发热、中暑、口渴、小便不利、口鼻生疮者。

慎食人群：肾衰尿少者。

营养师支招

哈密瓜表皮上有很多裂缝，易受细菌污染，因此，切开的哈密瓜应放冰箱保存，并尽快食用完。

营养巧搭配

哈密瓜　　　　百合

润肺止咳，清心安神

哈密瓜　　　　橙子

降胆固醇，降血压

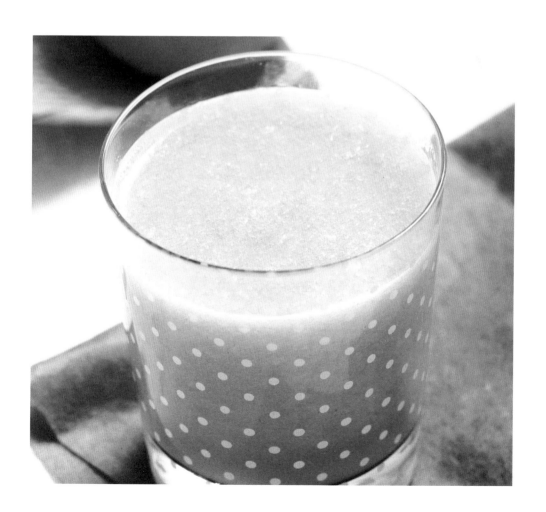

哈密瓜蔬果饮 ②人份

嘌呤含量
约 **32** 毫克

总热量
127 千卡

材料 哈密瓜 150 克，橙子、青菜各 100 克。

做法

1 哈密瓜去皮和瓤，洗净，切小块；橙子去皮除子，切小块；青菜洗净，焯熟，捞出后切碎。

2 将上述材料放入果汁机中，加入适量凉白开搅打均匀即可。

草莓

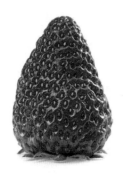

促进尿酸排泄

嘌呤含量		主要营养素	
21 低		维生素 C	47 毫克
热　量		钾	131 毫克
32 千卡 /100 克		钙	18 毫克
推荐用量		铁	2 毫克
100～150 克 / 日			

为什么适宜吃

降低尿酸水平

草莓中富含维生素 C 和钾。维生素 C 有助于预防坏血病，钾可排钠利尿，预防体内尿酸水平升高。

人群须知

推荐人群： 痛风、高血压、冠心病患者，咽喉肿痛、声音嘶哑、便秘者。
慎食人群： 虚寒泄泻、龋齿者。

营养师支招

洗净的草莓不要马上吃，最好用淡盐水或淘米水再浸泡 5 分钟，以去除草莓表面残留的有害物质。

营养巧搭配

草莓　　　　牛奶

降尿酸，养心安神

草莓　　　　山楂

降胆固醇，降血压

草莓山楂汤 **2** 人份

材料 草莓 150 克，山楂 30 克。

调料 白糖少许。

做法

1 将草莓、山楂分别洗净，山楂去核。

2 锅置火上，倒入适量清水，大火煮沸，放入山楂，改用小火煮 10 分钟，加草莓煮开。

3 加适量白糖煮至化开，搅拌均匀即可。

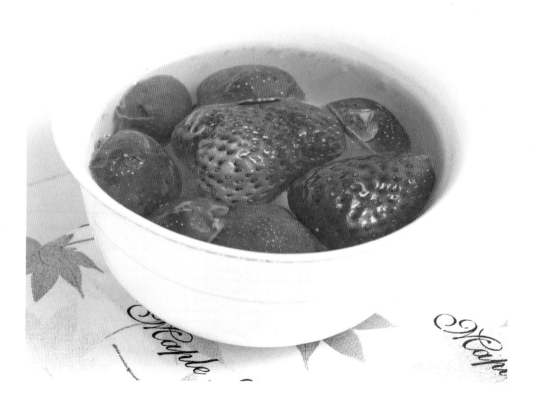

葡萄

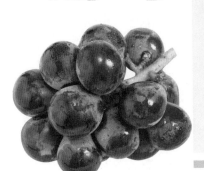

促进代谢，利尿

嘌呤含量	主要营养素	
8 低	碳水化合物	10 克
热　量	维生素 C	4 毫克
45 千卡 /100 克	胡萝卜素	40 微克
推荐用量	钾	127 毫克
50 ～ 100 克 / 日		

为什么适宜吃

有助于排尿酸

葡萄有补气血、利小便、舒筋活血的作用，有助于促进新陈代谢、排尿酸。葡萄含嘌呤很低，故适合痛风患者食用。

人群须知

推荐人群： 痛风、低血糖、高血压、肝炎患者，小便不利、便秘者。

慎食人群： 腹泻者，糖尿病患者。

营养师支招

当人体出现低血糖时，马上饮用一杯鲜榨葡萄汁，可很快缓解症状。另外，吃完葡萄不宜马上喝水，以免导致腹泻。

营养巧搭配

葡萄　　枸杞子

补血明目，舒筋活血

葡萄　　山药

利尿凉血，滋阴补脾

132

葡萄汁浸山药 ②人份

嘌呤含量
约 **38** 毫克

总热量
159 千卡

材料 葡萄 100 克，山药 200 克。

调料 蜂蜜少许。

做法

1 葡萄洗净，控水；山药去皮，洗净，切块。

2 取葡萄放入料理机打成汁；蒸锅加水烧开，放入山药块（最好用锡纸盖好），中火蒸 10 分钟后取出，凉凉。

3 将山药块倒入装有葡萄汁的碗里，加蜂蜜调匀，放入冰箱冷藏 1 小时即可。

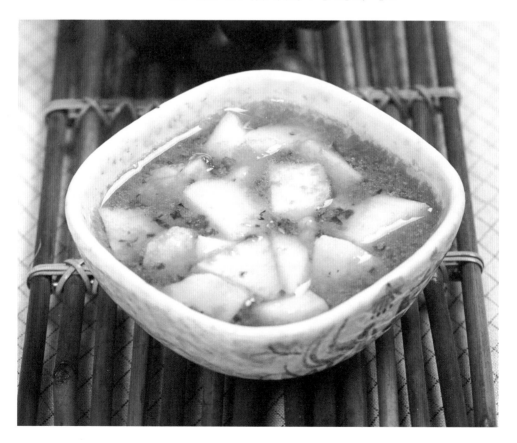

梨

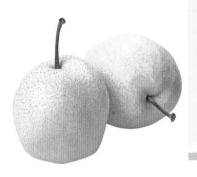

利尿消肿

嘌呤含量		主要营养素	
5 低		碳水化合物	13 克
热　量		膳食纤维	3 克
51 千卡 /100 克		维生素 C	5 毫克
推荐用量		钾	85 毫克
50~100 克 / 日			

为什么适宜吃

利尿，预防痛风性关节炎

梨低嘌呤，且富含膳食纤维和水分，适量食用有利尿消肿、排尿酸的作用。

人群须知

推荐人群：痛风、高血压患者，便秘、上火者。

慎食人群：外感风寒引起的咳嗽者。

营养师支招

炖梨以香梨、鸭梨为好，因其香甜细嫩；而沙梨等过于粗糙，不宜用来炖，直接食用更佳。

营养巧搭配

梨　　　　银耳

润肺止咳

梨　　　　大米

清热润肺，利尿

冰糖蒸梨 ②人份

材料　梨 200 克，冰糖 10 克。

做法

1 梨洗净，去皮，切半后去核。

2 将冰糖放在梨核的位置，装盘，上锅隔水蒸
15 分钟左右即可。

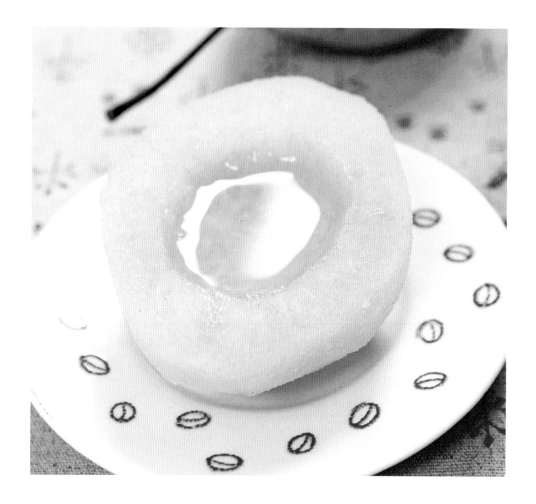

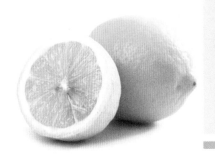

柠檬

预防尿酸盐的形成

嘌呤含量		主要营养素	
3 低		维生素 C	22 毫克
热 量		钾	209 毫克
37 千卡 /100 克		钙	101 毫克
推荐用量		镁	37 毫克
20 ~ 50 克 / 日			

为什么适宜吃

利尿，促进尿酸排泄

柠檬富含维生素 C 和柠檬酸，能促进造血、助消化、加速伤口愈合。其所含的钾可利尿，加速尿酸排出，预防尿酸盐的形成。

人群须知

推荐人群： 痛风、高血压、糖尿病、血脂异常患者。

慎食人群： 消化道溃疡患者。

营养师支招

柠檬一次用不完，可以切片后放入制冰格冷冻，制成柠檬冰，做饮品时直接放入。

营养巧搭配

柠檬　　　　葡萄

调脂降压

柠檬　　　　黄瓜

清热利尿，促进排毒

橙子葡萄柠檬汁 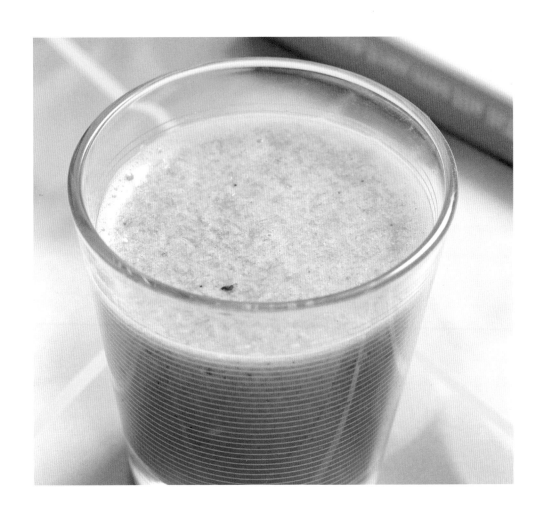 2人份

材料 橙子 150 克，葡萄 100 克，柠檬 50 克。

做法

1 橙子去皮除子，切小块；葡萄洗净，切对半；柠檬去皮除子，切小块。

2 将上述材料放入果汁机中，加入适量凉白开搅打均匀即可。

嘌呤含量
约 **6** 毫克

总热量
136 千卡

猕猴桃

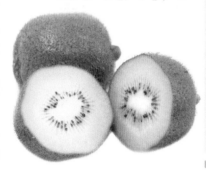

利尿，促进尿酸排泄

嘌呤含量		主要营养素	
6 低		膳食纤维	3 克
热　量		维生素 C	62 毫克
61 千卡 /100 克		钾	144 毫克
推荐用量		钙	27 毫克
50～100 克 / 日			

为什么适宜吃

利尿，预防尿酸升高

猕猴桃富含维生素 C，有助于保护血管。猕猴桃含较多的钾，有利尿通淋的功效，可以促进尿酸的排泄。

人群须知

推荐人群：痛风、高血压、血脂异常、便秘、消化不良患者。

慎食人群：经常性腹泻和尿频者。

营养师支招

猕猴桃食用时间以饭后 1~2 小时较为合适（因为猕猴桃富含蛋白酶，可以帮助消化）。

营养巧搭配

猕猴桃　　　燕麦

调脂降压，控血糖

猕猴桃　　　杏

利尿通淋，清热生津

狝猴桃杏汁 ②人份

嘌呤含量
约 **22** 毫克

总热量
133 千卡

材料　狝猴桃 200 克，杏 30 克。

做法

1　狝猴桃洗净，去皮，切小丁；杏洗净，去皮除核，切小丁。

2　狝猴桃丁和杏肉丁一同放入榨汁机中榨汁，倒入杯中饮用即可。

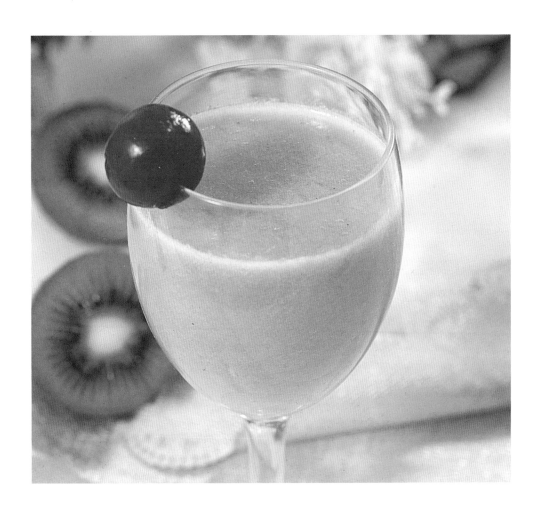

畜禽蛋奶类

猪瘦肉

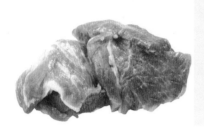

均衡营养，补铁补虚

嘌呤含量		主要营养素	
138 中		蛋白质	20 克
热　量		铁	3 毫克
143 千卡 /100 克		钾	305 毫克
推荐用量		锌	3 毫克
40～75 克 / 日			

为什么适宜吃

补充矿物质，调节代谢

猪瘦肉不仅富含蛋白质，还含有易吸收的铁、锌、铜、硒等矿物质，有助于补充营养，调节代谢。

人群须知

推荐人群：贫血患者，病后体弱、产后血虚者。

慎食人群：血脂异常患者。

营养师支招

猪瘦肉不要用热水清洗，若用热水浸泡营养成分易流失，同时口味也欠佳。

营养巧搭配

猪瘦肉　　　　洋葱

开胃促食

猪瘦肉　　　　胡萝卜

养肝明目，利大小便

肉片炒洋葱 ①入份

嘌呤含量
约 **70** 毫克

总热量
112 千卡

材料 猪瘦肉 50 克，洋葱 100 克。

调料 水淀粉、盐各适量。

做法

1 猪瘦肉洗净，切片，加水淀粉上浆。

2 洋葱洗净，去外皮，切片。

3 锅置火上，倒油烧热，放入肉片滑散，放入洋葱片翻炒至熟，加盐调味即可。

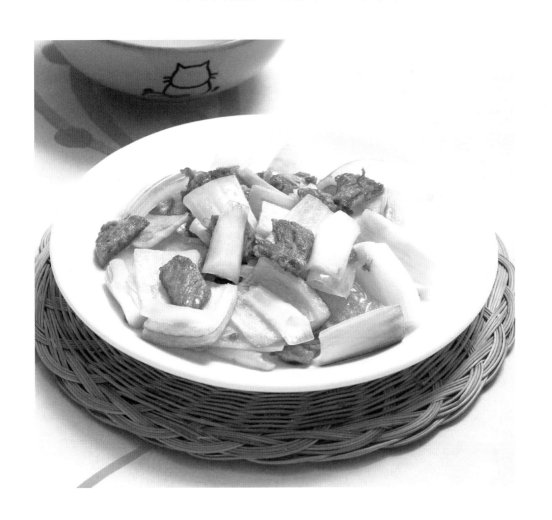

猪血

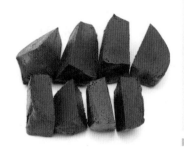

补血，补蛋白质

嘌呤含量	主要营养素	
40 中	蛋白质	12 克
热 量	钾	56 毫克
55 千卡 /100 克	铁	9 毫克
推荐用量	硒	8 微克
40~75 克 / 日		

为什么适宜吃

补血，促进代谢

猪血有"液态肉"之称，也叫"血豆腐"，营养丰富，有利肠通便之功。猪血是动物性食物中嘌呤含量较低的，适合痛风患者食用。

人群须知

推荐人群： 痛风、高血压、冠心病、血脂异常、贫血患者。

慎食人群： 腹泻患者。

营养师支招

买回猪血后要注意不要让凝块破碎，除去少数附着的猪毛及杂质再烹饪。

营养巧搭配

 ☺

猪血　　　　　韭菜

润肠通便，调脂降压

 ☺

猪血　　　　　豆腐

降胆固醇，补钙补血

韭菜烧猪血 ②人份

嘌呤含量
约 **105** 毫克

总热量
135 千卡

材料 韭菜 100 克，猪血 200 克。

调料 盐、花椒粉各适量。

做法

1 韭菜择洗干净，切段；猪血洗净，切块。

2 锅内倒入植物油烧至七成热，撒入花椒粉炒香，倒入猪血块炒匀。

3 加适量水烧 8 分钟，放韭菜段炒出汤，加盐调味即可。

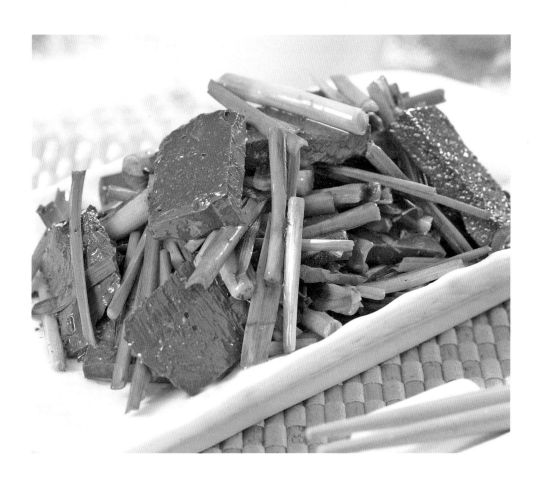

牛肉

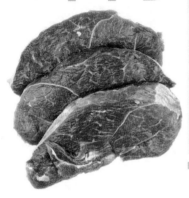

补血，促进代谢

嘌呤含量		主要营养素	
105 中		蛋白质	20 克
热 量		钾	212 毫克
160 千卡 /100 克		锌	5 毫克
推荐用量		铁	2 毫克
40～75 克 / 日			

为什么适宜吃

补血，促进代谢

牛肉富含蛋白质、钾、锌、蛋等，有助于补虚补血，促进代谢。牛肉的嘌呤含量属中等，可以作为痛风缓解期的食材选择。

人群须知

推荐人群： 中气不足、体弱消瘦、气短乏力、腰膝酸软、面浮腿肿者，贫血患者。
慎食人群： 肠胃功能不良者。

营养师支招

牛肉不宜熏、炭烤、煎炸，以免产生苯并芘等致癌物质。此外，牛肉后腿部位脂肪含量少，胆固醇含量也低，更适合痛风合并血脂异常患者食用。

营养巧搭配

牛肉　　　芹菜

补血明目，消水肿

牛肉　　　胡萝卜

补血健脾，益气养血

芹菜炒牛肉 ②人份

材料　牛肉、芹菜各 150 克。

调料　料酒、生抽、葱末、姜末各 5 克，盐 1 克。

做法

1 牛肉洗净，切小片，用料酒、生抽、少许油
腌渍 15 分钟；芹菜洗净，切小片。

2 锅内倒油烧热，炒香葱末、姜末，下牛肉片
翻炒，加芹菜片翻炒片刻，加盐调味即可。

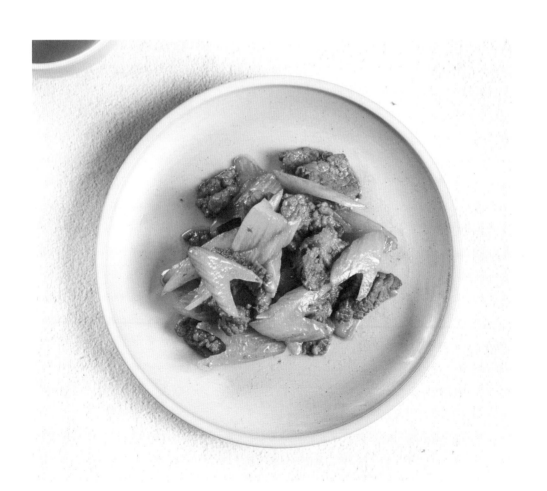

145

羊肉

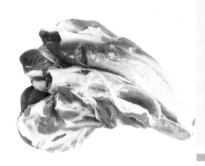

补肾补虚，壮阳益寿

嘌呤含量		主要营养素	
109 中		蛋白质	19 克
热 量		磷	161 毫克
139 千卡 /100 克		钾	300 毫克
推荐用量		硒	4 微克
40 ～ 75 克 / 日			

为什么适宜吃

益气补血

羊肉性热、味甘，具有益气补血、温中暖下、抵风御寒的功效。另外，羊肉还有助于预防缺铁性贫血的发生。

人群须知

推荐人群：体寒者，贫血患者。
慎食人群：上火者

营养师支招

吃羊肉时搭配些生姜，既能去腥膻味，又可辅助治疗腰背冷痛、四肢风湿疼痛等症。

营养巧搭配

羊肉　　　　　生姜

活血消肿，祛风通络

羊肉　　　　　洋葱

利尿、降压

当归白萝卜羊肉汤 ①人份

材料 羊肉 150 克，白萝卜 200 克，当归 10
克，姜片 20 克。

调料 盐、香油各适量。

做法

1 羊肉洗净，切小块，用沸水焯烫去血水；白
萝卜洗净，切块；当归洗净，包入纱布袋中。

2 锅内放入处理好的羊肉块、当归、姜片后置
火上，倒入清水没过食材，大火煮开，放入
白萝卜块，转小火炖煮。

3 煮至羊肉烂熟，取出当归料包，加盐和香油
调味即可。

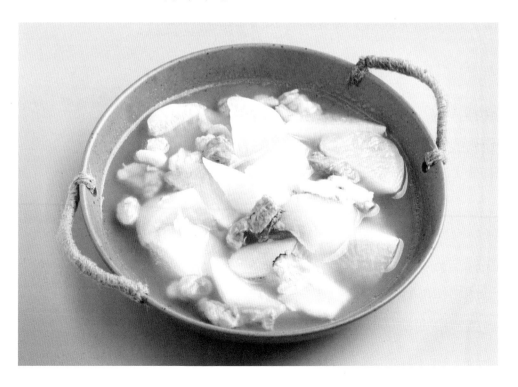

鸭肉

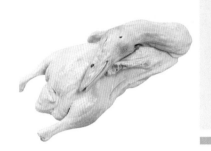

利尿消肿

嘌呤含量	主要营养素	
138 中	蛋白质	16 克
热 量	烟酸	4 毫克
240 千卡 /100 克	钾	191 毫克
推荐用量	硒	12 微克
40～75 克 / 日		

为什么适宜吃

利尿消肿，抗炎

鸭肉富含钾，可以起到利尿消肿的作用。另外，鸭肉所含的 B 族维生素和维生素 E 还能起到抗炎的作用。

人群须知

推荐人群： 小便不利、水肿、食欲不振、干咳痰稠、唇舌干燥者。

慎食人群： 胃部冷痛、便溏者。

营养师支招

吃鸭肉宜去皮，焯水后烹饪，这样有助于去掉嘌呤，减少嘌呤摄入。另外，烹调鸭肉时宜少加盐，味道会更加鲜美。

营养巧搭配

 😊

鸭肉　　　梨

利尿消肿，润肺止咳

 😊

鸭肉　　　冬瓜

清热利尿，养胃生津

冬瓜薏米鸭肉汤 ②人份

材料 去皮鸭肉 100 克，冬瓜 200 克，薏米 50 克。

调料 盐 3 克，香油 2 克，葱段少许。

做法

1 鸭肉洗净，切块，略焯备用；薏米洗净，浸泡 2 小时；冬瓜洗净，去皮去瓤，切片。

2 砂锅置火上，倒入清水，下入薏米和鸭块，大火煮沸后转小火煮 50 分钟，倒入冬瓜片煮至入味，加盐调味，淋入香油、撒入葱段即可。

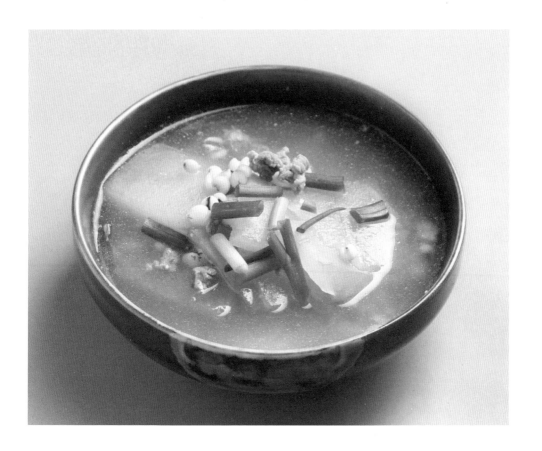

鸡蛋

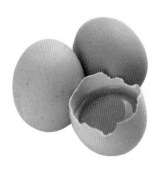

益智，补虚，强骨

嘌呤含量		主要营养素	
1 低		蛋白质	13 克
热　量		维生素 A	255 微克
139 千卡 /100 克		钾	154 毫克
推荐用量		钙	56 毫克
1 个 / 日			

为什么适宜吃

嘌呤低，营养高

现代营养学认为，鸡蛋营养丰富，是优质蛋白质的良好来源，还含有多种维生素和矿物质。鸡蛋含嘌呤低，是痛风患者优选食材。

人群须知

推荐人群： 痛风、糖尿病患者，心烦失眠、久病体虚、营养不良者。

慎食人群： 血脂异常、胆囊炎、胆结石、肝硬化患者。

营养师支招

痛风患者最好在早上或中午吃鸡蛋，既可为一天提供充足的营养，又可避免晚上摄入过多胆固醇。

营养巧搭配

鸡蛋　　　　　番茄

健脑防衰，降血脂

鸡蛋　　　　　虾仁

保护心血管，开胃

鲜虾蒸蛋 **1**人份

材料　鸡蛋1个，鲜虾2只。

调料　香油1克，盐2克，香葱末适量。

做法

1 鲜虾处理干净，取虾仁；鸡蛋打散，加盐、温水，搅拌均匀。

2 在容器内壁上均匀地抹上一层香油，把蛋液倒进容器里，放入锅中隔水蒸至七八成熟时，加入虾仁一起蒸熟，加入香葱末、香油即可。

嘌呤含量
约 **56** 毫克

总热量
111 千卡

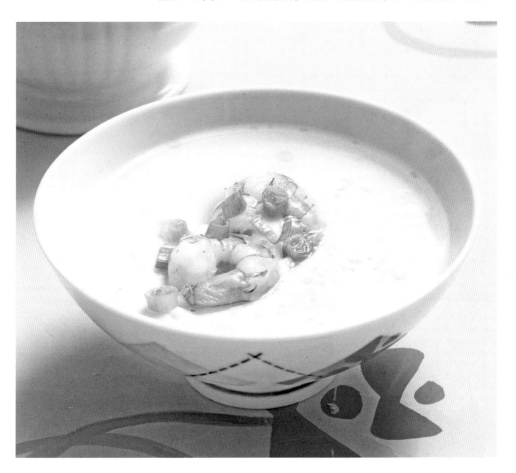

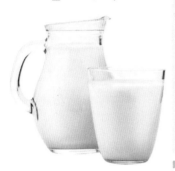

牛奶

含优质蛋白质，低嘌呤

嘌呤含量		主要营养素	
1 低		蛋白质	3克
热 量		烟酸	0.1毫克
65千卡/100克		钾	180毫克
推荐用量		钙	107毫克
200～300克/日			

为什么适宜吃

降低血尿酸水平

牛奶属于优质蛋白质、低嘌呤食物，有助于降尿酸，减少痛风的发病率。其降尿酸作用可能与其中的钙、钾等营养素有关。

人群须知

推荐人群： 痛风、高血压、冠心病、糖尿病患者，气血不足、营养不良者。

慎食人群： 胆囊炎及胰腺炎患者，乳糖不耐受者。

营养师支招

煮牛奶时应避免煮太长时间，以免破坏牛奶所含的营养成分。

营养巧搭配

牛奶　　　　木瓜

开胃，润肤

牛奶　　　　燕麦

降血脂，通便

木瓜鲜奶露 ②人份

材料 木瓜 200 克，鲜牛奶 300 克。

调料 冰糖适量。

做法

1 木瓜洗净，去皮除子，切块。

2 锅中加适量清水、冰糖和木瓜块，中火煮沸。

3 盛入碗中，加入牛奶，搅拌均匀即可。

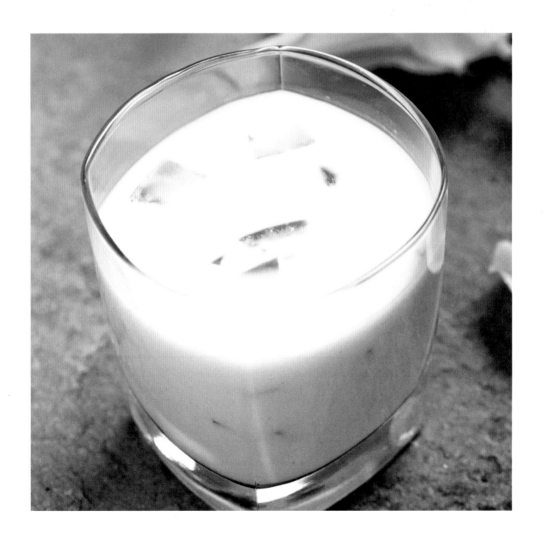

海参

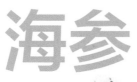

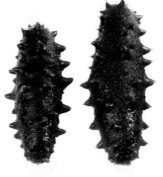

养阴益肾

嘌呤含量		主要营养素	
8 低		蛋白质	17 克
热 量		镁	149 毫克
78 千卡 /100 克		钙	285 毫克
推荐用量		铁	13 毫克
40 ~ 75 克 / 日			

为什么适宜吃

低嘌呤，高营养

海参是一种高蛋白、低嘌呤、低脂肪、低糖的营养食品，是痛风患者理想的海产品选择。

人群须知

推荐人群：痛风、血脂异常、糖尿病、慢性肾炎患者。

慎食人群：脾胃虚弱、大便溏泄者。

营养师支招

海参不宜与含鞣酸较多的水果（如葡萄、山楂等）同食，以免蛋白质、钙与鞣酸结合形成难溶物质，降低食物营养价值。

营养巧搭配

 😊

海参　　　　大葱

开胃促食，调脂降压

 🙂

海参　　　　鸡蛋

保护心脏，益肾抗衰

葱烧海参 （2 人份）

材料 水发海参 100 克，大葱 50 克。

调料 盐、料酒、胡椒粉、酱油、花椒各适量。

做法

1 水发海参冲净，切条；大葱洗净，切段。

2 海参条入砂锅中，加水、料酒，小火煨 20 分钟；锅中放油烧热，炒香花椒，捞出，放入葱段，小火炒黄。

3 放入煨熟的海参段及其他调料，调好味即可。

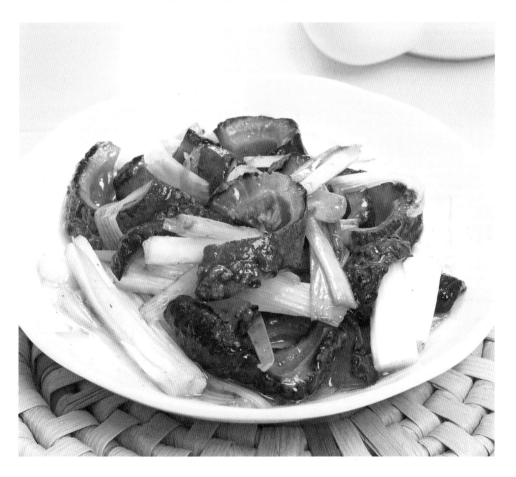

海蜇皮

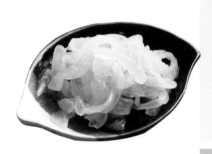

补钙，清热利尿

嘌呤含量		主要营养素	
9 低		镁	124 毫克
热　量		钾	160 毫克
33 千卡 /100 克		钙	150 毫克
推荐用量		硒	16 微克
40～75 克 / 日			

为什么适宜吃

清热利尿

海蜇皮含有丰富的蛋白质以及钾、钙、碘、硒、镁等，其嘌呤含量低，可为痛风患者提供诸多营养。中医认为，海蜇皮有清热利尿之功效，适合痛风急性期食用。

人群须知

推荐人群： 痛风、高血压、糖尿病、冠心病、便秘患者。
慎食人群： 虚寒型腹泻者。

营养师支招

生拌海蜇皮时，可将海蜇皮用凉白开反复冲洗干净，再晾干，加醋、葱丝拌食。

营养巧搭配

海蜇皮　　　　大白菜

清热利尿，润肠通便

海蜇皮　　　　猪血

降胆固醇，降血压

白菜拌海蜇皮 （**3**人份）

材料 海蜇皮 150 克，大白菜 200 克。

调料 香菜段、蒜泥、醋、盐、香油各适量。

做法

1 将海蜇皮反复冲洗干净，浸泡 4 ~ 6 小时，中间换水 2 ~ 3 次，捞出焯水，切丝；大白菜洗净，切丝。

2 将海蜇皮丝、大白菜丝、盐、醋、蒜泥、香油和香菜段拌匀即可。

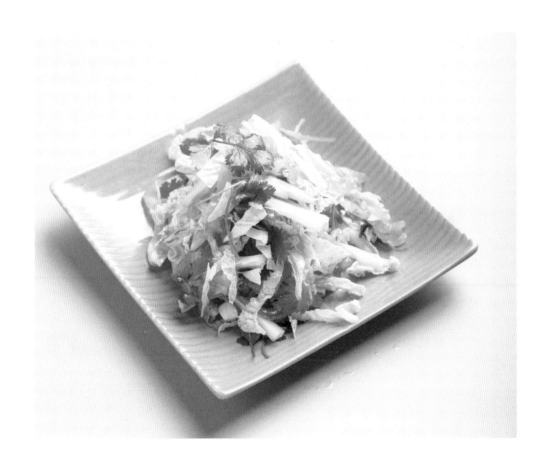

鳕鱼

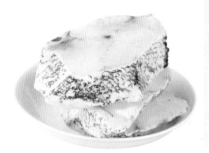

保护心脑血管

嘌呤含量		主要营养素	
71 中		蛋白质	20 克
热 量		磷	232 毫克
88 千卡 /100 克		钾	321 毫克
推荐用量		钙	42 毫克
40～75 克 / 日			

为什么适宜吃

对心血管系统有保护作用

鳕鱼含有丰富的蛋白质、维生素 D、钙、镁、硒、DHA 等，对心血管系统有保护作用，还有助于健脑益智、保护视力。

人群须知

推荐人群：体虚者，冠心病、高血压患者。
慎食人群：急性痛风患者。

营养师支招

鳕鱼富含优质蛋白质，宜搭配富含膳食纤维的蔬菜，对辅治动脉硬化、冠心病、高血压等有帮助。

营养巧搭配

 ☺

鳕鱼　　　芹菜
预防心血管疾病

 ☺

鳕鱼　　　彩椒

促进糖代谢

彩椒烤鳕鱼 ③人份

材料 鳕鱼块 250 克，彩椒 50 克。

调料 黄油、照烧酱各 10 克。

做法

1 鳕鱼块洗净，用厨房用纸吸干水分。

2 炒锅加热后放入黄油，待其化后关火，放入照烧酱搅匀。

3 将鳕鱼块放入保鲜盒内，浇入黄油照烧酱，抹匀后腌渍 15 分钟。

4 彩椒洗净，切块，放入沸水中焯熟，捞出沥干。

5 烤盘内铺入锡箔纸，刷上薄薄一层油，将鳕鱼放在锡箔纸上，放入烤箱内烤制 15 分钟。

6 取出后装盘，用彩椒点缀即可。

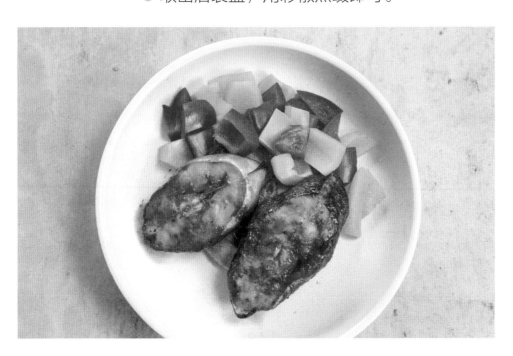

鲤鱼

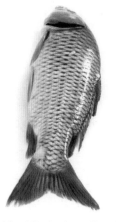

利水消肿

嘌呤含量		主要营养素	
122 中		蛋白质	18 克
热 量		维生素 B₁	0.1 毫克
139 千卡 /100 克		镁	33 毫克
推荐用量		钾	334 毫克
40 ~ 75 克 / 日			

为什么适宜吃

提高心血管的免疫力

鲤鱼的脂肪多是不饱和脂肪酸，有降低胆固醇的作用；含有的镁元素有保护心血管的作用；含有的钾有利尿消肿的作用。

人群须知

推荐人群：水肿者，痛风缓解期患者。
慎食人群：尿频者。

营养师支招

鲤鱼煲汤、清蒸都是不错的选择；另外，鱼眼睛上的视网膜上含有大量的维生素 A，明目效果好，最好把鱼眼睛一起吃了。

营养巧搭配

鲤鱼　　　　木耳

提供丰富的蛋白质

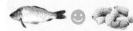

鲤鱼　　　　花生

有利于营养吸收

木耳熘鱼片 ②人份

材料　净鲤鱼肉 150 克，水发木耳 100 克。

调料　生抽、葱丝、姜丝、白糖、淀粉、料酒、
盐各适量。

做法

1 鲤鱼切片，用淀粉、料酒抓匀，放热水中，
焯熟后捞出控干；木耳洗净，撕成小朵。

2 锅内倒油加热，下葱丝、姜丝爆香，倒入鱼
片，加生抽、盐、白糖调味，倒入木耳翻炒
熟即可。

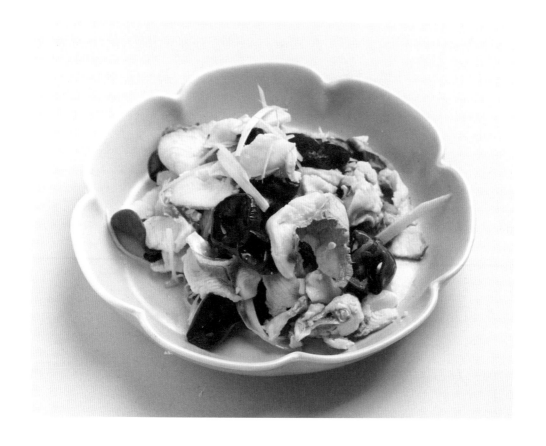

海带

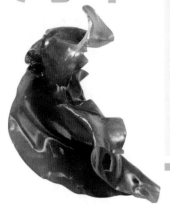

防止尿酸盐结晶产生

嘌呤含量		主要营养素	
97 中		蛋白质	19 克
热　量		膳食纤维	6 克
139 千卡 /100 克		磷	161 毫克
推荐用量		钾	300 毫克
100 克 / 日			

为什么适宜吃

调脂降压

海带富含膳食纤维，有助于清除血管壁上的胆固醇。另外，其富含的钾有利尿消肿、控血压的作用。

人群须知

推荐人群： 血脂异常、脑血栓、血管硬化患者。

慎食人群： 痛风急性发作者。

营养师支招

海带里面还有褐藻胶，这种胶质不溶于水的，在短时间要泡好海带比较困难，这时加点白醋就可以快速让海带变软。

营养巧搭配

海带　　　　胡萝卜

促进脂肪分解

海带　　　　大蒜

调脂，开胃

胡萝卜炒海带 ②人份

嘌呤含量
约 **225** 毫克

总热量
112 千卡

材料 胡萝卜、水发海带丝各 200 克。

调料 蒜末、醋、酱油、盐、黑芝麻各适量。

做法

1 胡萝卜洗净，切丝；水发海带丝用清水洗净。

2 锅中油烧热，放蒜末爆香，加胡萝卜丝炒至
金黄色，放海带丝，淋入醋，翻炒至软后调
入盐和酱油，炒匀出锅，撒上黑芝麻即可。

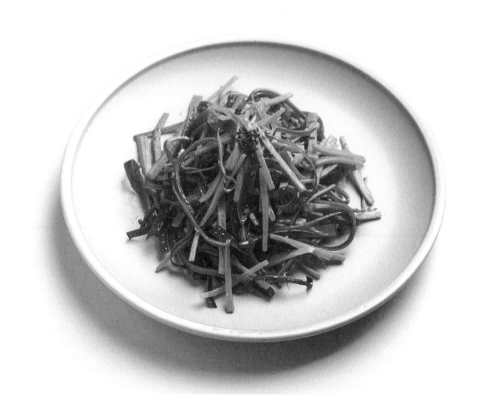

其他类

木耳

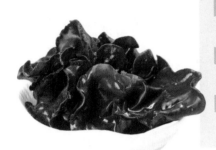

促进尿酸排出

嘌呤含量	主要营养素	
38 中	膳食纤维	3 克
热 量	钾	52 毫克
27 千卡 /100 克	铁	6 毫克
推荐用量	镁	57 毫克
30 ~ 50 克 / 日		

注：水发木耳 100 克营养素含量。

为什么适宜吃

促进尿酸排出

木耳含有丰富的膳食纤维、钾、铁，有助于润肠通便，促进体内尿酸的排出。

人群须知

推荐人群： 血脂异常、高血压、糖尿病、脑血栓、血管硬化、冠心病、便秘患者。

慎食人群： 呕血、便血及有出血倾向者。

营养师支招

干木耳可以用米汤泡发，能使木耳肥大松软，味道鲜美。木耳泡发后仍然紧缩在一起的部分不宜食用。

营养巧搭配

木耳　　　　白菜

益心肺，降血脂

木耳　　　　豆腐

清热通便，降胆固醇

南瓜木耳白菜卷 ②人份

嘌呤含量
约 **123** 毫克

总热量
136 千卡

材料 大白菜叶 200 克，南瓜、猪瘦肉、水发木耳各 50 克。

调料 蚝油、盐、水淀粉各适量。

做法

1 大白菜叶洗净，焯熟，过凉；南瓜洗净，去皮除子，切丝；猪瘦肉洗净，切丝；水发木耳撕小朵。

2 将南瓜丝、肉丝、木耳加盐炒熟，盛出；锅中倒入开水，加蚝油、水淀粉制成味汁。

3 取大白菜叶铺平，卷入炒过的南瓜丝、肉丝、木耳，切段，蒸 3 分钟，淋味汁即可。

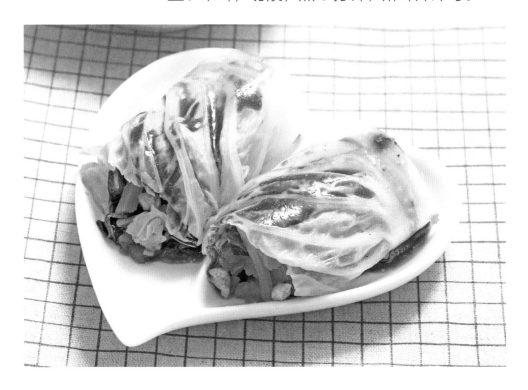

黑芝麻

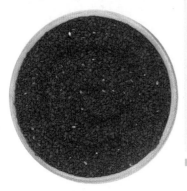

保护血管，强健骨骼

嘌呤含量		主要营养素	
43 中		蛋白质	19 克
热　　量		维生素 E	50 毫克
559 千卡 /100 克		铁	23 毫克
推荐用量		钙	780 毫克
10 克 / 日			

为什么适宜吃

抗氧化，护血管

黑芝麻富含维生素 E、铁、钙等，有助于保护血管，补血强骨。适当食用黑芝麻，对稳定体内的尿酸水平也有益。

人群须知

推荐人群： 便秘、高血压、贫血患者。

慎食人群： 脾胃虚寒、大便溏泄者。

营养师支招

黑芝麻与豆类、牛奶打浆食用，可起到营养互补作用。

营养巧搭配

黑芝麻　　　　　桑葚

补血，养肝肾

黑芝麻　　　　　海带

润肠通便

黑芝麻拌海带 ②人份

材料　新鲜海带 100 克，熟黑芝麻 15 克。

调料　香油、蒜泥、香菜碎、醋、生抽、盐各
适量。

做法

1　海带洗净，焯烫后捞出沥干，切丝。

2　熟黑芝麻加香油、盐、生抽、醋、蒜泥拌
匀，拌入海带丝中，最后撒上香菜碎即可。

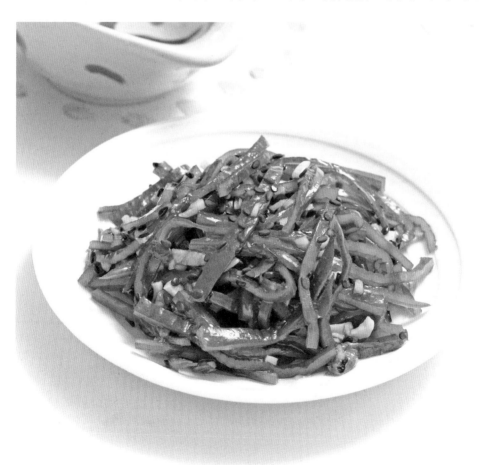

杏仁

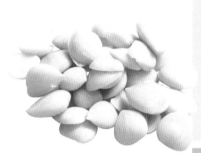

保护心血管

嘌呤含量		主要营养素	
32 中		蛋白质	23 克
热量		膳食纤维	8 克
578 千卡 /100 克		维生素 E	19 毫克
推荐用量		钾	106 毫克
20 ~ 30 克 / 日			

为什么适宜吃

预防血尿酸升高

杏仁含有丰富的蛋白质、膳食纤维、钾等，有助于预防体内血尿酸升高。

人群须知

推荐人群：痛风、高血压、心脏病患者，咳嗽、气喘、痰多患者。

慎食人群：急慢性肠炎患者。

营养师支招

杏仁有苦杏仁与甜杏仁之分，苦杏仁多药用，主治咳嗽多痰，甜杏仁多作零食。

营养巧搭配

杏仁　　　　　牛奶

保护心肺，润肤美容

杏仁　　　　　芹菜

利尿降压，通便

杏仁炒芹菜 ②人份

材料 杏仁 50 克，胡萝卜 30 克，芹菜 200 克。

调料 葱末、姜末、盐、五香粉各适量。

做法

1 胡萝卜洗净，去皮，切片；芹菜洗净，切段。

2 锅内放油，烧至七成热，加入葱末、姜末爆香，倒入胡萝卜片翻炒。

3 将杏仁放入锅内干炒至微黄时，加入芹菜段，调入盐和五香粉炒熟即可。

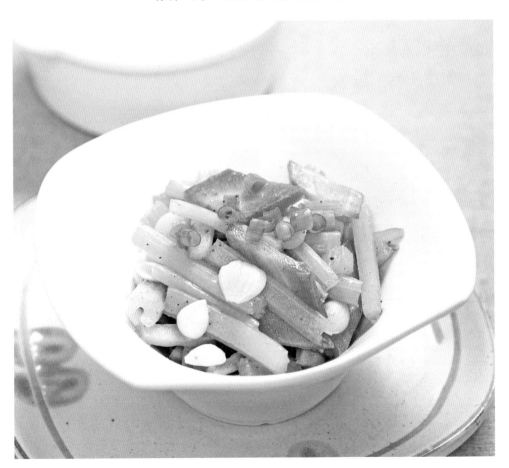

绿茶

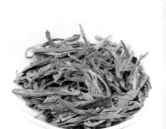

利尿，降压降脂

嘌呤含量		主要营养素	
1 低		维生素 C	19 毫克
热　量		钾	1661 毫克
328 千卡 /100 克		钙	325 毫克
推荐用量		铁	14 毫克
5 克 / 日			

为什么适宜吃

利尿，促进尿酸排泄

茶有利尿作用，尤其是未经发酵的绿茶，其含有具有利尿作用的咖啡因、钾，有助于排尿酸。痛风患者喝点儿淡绿茶对缓解病情有益。

人群须知

推荐人群： 痛风、糖尿病、血脂异常患者，肥胖、上火者。
慎食人群： 尿频、失眠者。

营养师支招

不宜空腹喝茶。空腹喝茶容易引发心慌、四肢无力等症状。

营养巧搭配

绿茶　　　　菊花

降血压，养肝明目

绿茶　　　　柠檬

利尿消肿

柠檬绿茶 ①人份

材料　绿茶 10 克，柠檬半个。

调料　蜂蜜适量。

做法

1　绿茶用开水冲泡，待绿茶泡出味道和颜色后，将茶叶过滤掉；柠檬洗净，去皮除子，挤汁备用。

2　等茶温凉之后，加入柠檬汁和蜂蜜，搅拌均匀即可。

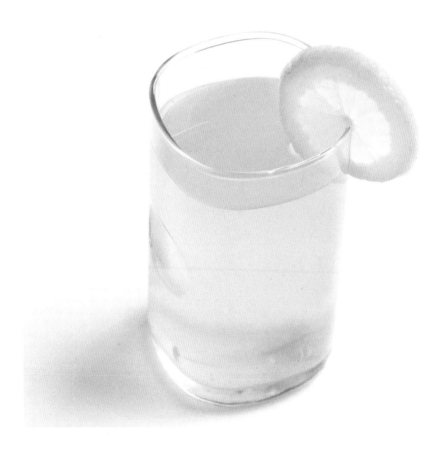

苹果醋

保护血管，降胆固醇

嘌呤含量		主要营养素	
21 低		钾	351 毫克
热量		磷	96 毫克
31 千卡 /100 克		铁	6 毫克
推荐用量		硒	2 微克
10～15 克 / 日			

为什么适宜吃

利尿，促进尿酸排泄

苹果醋含有果胶、有机酸、矿物质等，具有杀菌、调节血压、降胆固醇的作用。所含钾有助于利尿、排尿酸。

人群须知

推荐人群：痛风、高血压、糖尿病、血脂异常患者，厌食、水肿者。

慎食人群：消化道溃疡患者。

营养师支招

烹炒绿色蔬菜时不要放醋，因为在加热烹制过程中，叶绿素等在醋酸的作用下会被破坏，营养价值会随之降低。

营养巧搭配

苹果醋　　　　土豆

利尿降压，开胃促食

苹果醋　　　　绿豆芽

降胆固醇，开胃健脾

苹果醋拌豆芽 **2**人份

材料 绿豆芽 300 克，苹果醋 30 克。

调料 葱丝、姜丝各 5 克，花椒各 2 克。

做法

1 绿豆芽洗净后用沸水快速焯一下，捞出过凉，沥干水分备用。

2 锅中油烧热，放入花椒炝锅，去掉花椒，再放入葱丝、姜丝爆香，倒入绿豆芽中，加苹果醋拌匀即可。

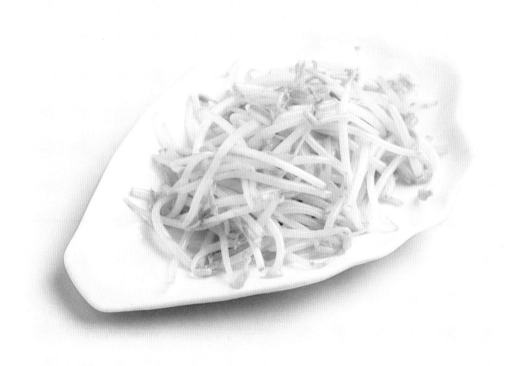

这9种食物应远离

腌菜

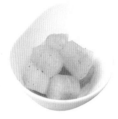

加速尿酸沉淀

久煮肉汤

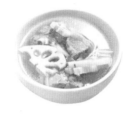

富含嘌呤和胆固醇

肥肉

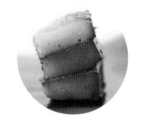

阻碍尿酸排出

带鱼

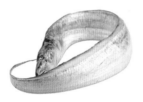

加重痛风病情

动物内脏

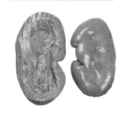

富含胆固醇和嘌呤

鲢鱼

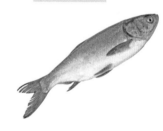

富含嘌呤，不利于
痛风治疗

啤酒

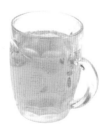

嘌呤含量极高

碳酸饮料

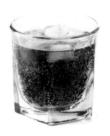

增加血尿酸水平

蜜饯

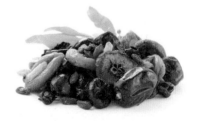

影响尿酸排出

PART **3**

中草药推荐
药食同源消肿痛

玉米须

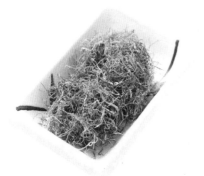

利尿消肿

用　　法	性味归经
内服：煎汤	性平，味甘，归膀胱、肝、胆经
推荐用量	
每日 15 ～ 30 克为宜	

为什么适宜吃

促进尿酸排泄

玉米须有利尿消肿、平肝利胆的功效，可增加尿量，有助于促进尿酸的排泄，缓解痛风症状。

降血压、控血糖，减少并发症

玉米须具有降血压功效。另外，玉米须中的多糖能帮助控血糖，促进肝糖原合成，其所含的皂苷类物质也有辅助调理糖尿病的作用。

人群须知

推荐人群：高血压、血脂异常、糖尿病患者，咽喉肿痛、水肿、烦热尿短者。

慎食人群：低血糖、尿频尿急者。

玉米须绿茶饮 ②人份

材料　玉米须 15 克，绿茶 3 克。

做法

1　玉米须冲洗干净。

2　将玉米须放杯中，冲入适量沸水，加盖稍闷 1 分钟，加入绿茶晃动杯子，让水浸润绿茶，30 秒钟后即可饮用。

功效　玉米须与绿茶都具有减肥、利尿的作用，还能辅助降血脂、控血糖，很适合痛风并发高血压患者饮用。

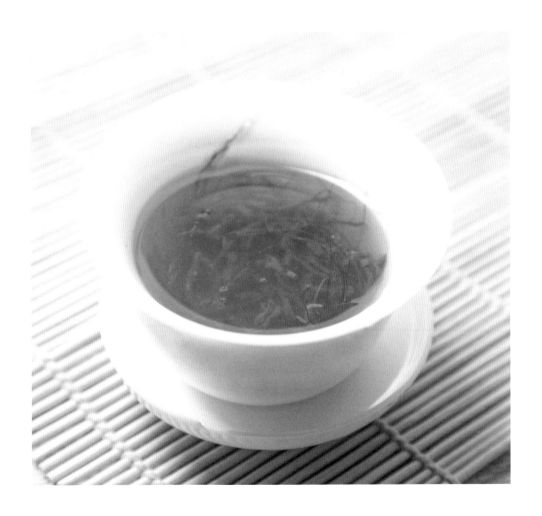

菊花

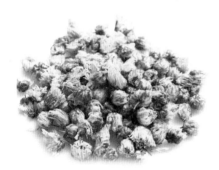

减少尿酸生成

用　　法	性味归经
内服：煎汤，或入丸、散，或泡茶 外用：煎水洗或捣敷	性微寒，味甘、苦，归肺、肝经

推荐用量

每日 5 克为宜

为什么适宜吃

疏风散热

菊花具有疏风散热、平肝明目、降压抑菌的作用，可以防治痛风并发高血压。菊花中含有的类黄酮能够清除体内自由基，起到抗氧化、防衰老的作用。

降压调脂

菊花具有利尿降压、清热的作用。痛风合并高血压或血脂异常患者可常喝菊花茶，有助于改善不适。

人群须知

推荐人群： 目赤肿痛、肝火旺者，糖尿病、高血压、血脂异常患者。

慎食人群： 体虚、胃寒、腹泻者。

红枣菊花粥 ②人份

材料　红枣 5 枚，大米 100 克，菊花 10 克。

调料　红糖适量。

做法

1 红枣洗净，去核；大米淘洗干净。

2 锅置火上，加适量清水，放入红枣、大米、菊花，大火煮开，
转小火煮至粥黏稠，放入红糖调味即可。

功效　降血压，调血脂，预防痛风并发症。

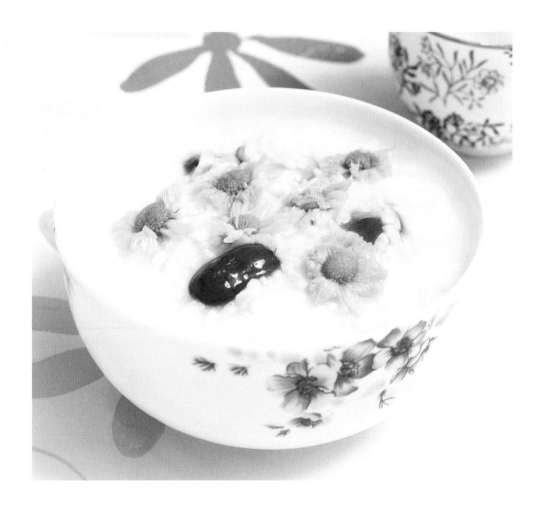

桃仁

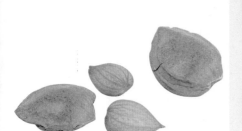

缓解痛风症状

用　法	性味归经
内服：煎汤，或入丸、散 外用：捣敷	性平，味苦、甘，有小毒，归心、肝、大肠经

推荐用量
每日5～9克为宜

为什么适宜吃

利尿，抑制尿酸形成

桃仁含有的功能成分具有利尿、抑制尿酸形成的作用，有助于缓解痛风症状。

活血化瘀，调节血压

桃仁具有破血行瘀、扩张血管的功效，适当食用桃仁可辅治痛风并发高血压。需要注意的是，桃仁热量高，所以痛风并发血脂异常患者在食用时要控制剂量。

人群须知

推荐人群：气滞血瘀引起的痛经、经闭、肠燥便秘者。

慎食人群：月经过多者，孕妇，便溏者。

桃仁薏米粥 ①人份

材料 桃仁 8 克，薏米 20 克，大米 30 克。

做法

1 薏米洗净，浸泡 2 小时；桃仁捣成泥，加水研汁去渣；大米
  淘洗干净。

2 锅置火上，加入桃仁汁及适量清水，大火煮开，放入大米和
  薏米，煮至黏稠即可。

功效 活血化瘀，通络止痛，适用于瘀血痰浊痹阻型痛风。

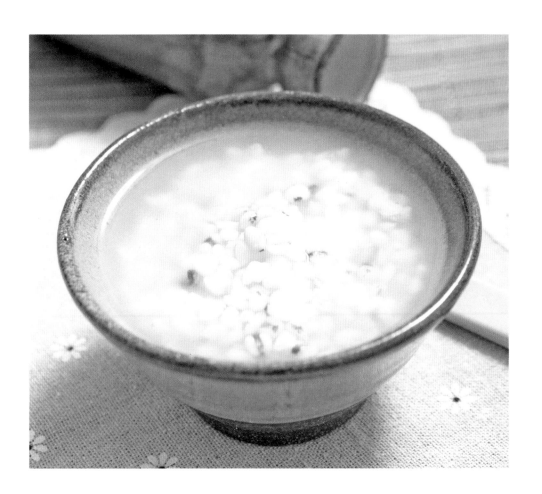

金银花

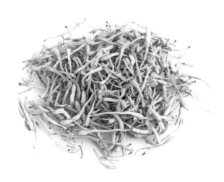

清热，消肿

用　　法	性味归经
内服：煎汤，煮粥，泡茶	性寒，味甘，归肺、胃、心经

推荐用量
每日 3 ～ 10 克为宜

为什么适宜吃

清热解毒，散瘀消肿

金银花有清热化湿之效，可以清热解毒、散瘀消肿，有助于降低血尿酸水平，缓解痛风引起的关节红肿热痛症状。

降血脂

金银花具有解热、消炎、降血脂等作用，可辅治痛风并发血脂异常。

人群须知

推荐人群：身热、发疹、热毒疮痈、咽喉肿痛者。

慎食人群：脾胃虚寒、气虚、尿频者。

百合金银花茶 ①人份

材料　百合花、金银花各 3 克。

做法　将百合花、金银花一起放入杯中，倒入沸水，盖盖闷泡约 5 分钟即可。

功效　清热消肿，润肺宁心，有助于减轻痛风患者的红肿热痛症状。

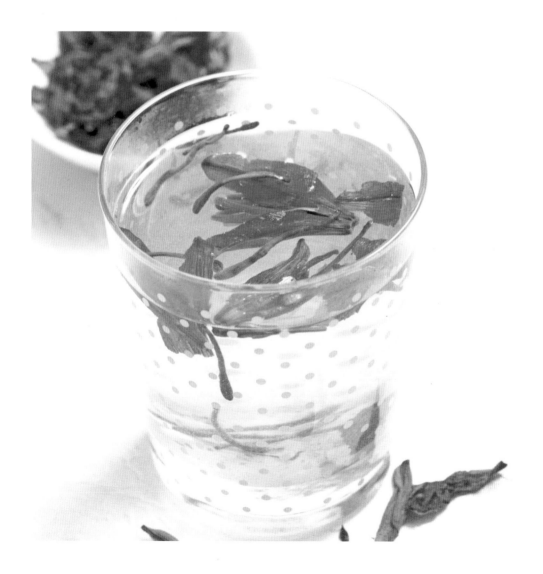

黄芪

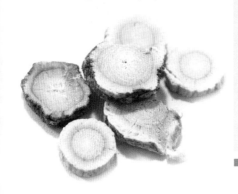

补气，控糖

用　　法	性味归经
内服：煲汤，泡水	性微温，味甘，归脾、肺经
推荐用量	
每日 9～30 克为宜	

为什么适宜吃

补肾利尿

黄芪有"补气之圣"的美誉，有助于维护肾气，从而改善痛风患者的肾脏病变。同时，其含有钾、多糖，能帮助利尿，适合痛风患者食用。

调节血糖，稳定血压

黄芪含有黄芪多糖，能改善糖耐量异常，双向调节血糖水平；黄芪中含有降压成分 γ - 氨基丁酸和黄芪皂苷，有助于稳定血压。

人群须知

推荐人群：气虚乏力、水肿者，痛风、高血压、血脂异常、糖尿病患者。

慎食人群：胸闷食滞、胃胀腹胀者。

黄芪红枣茶 ①人份

材料 黄芪 15 克，红枣 3 枚。

做法

1 红枣用温水泡发洗净，去核。

2 黄芪和红枣用清水浸泡 20 ～ 30 分钟。

3 锅内加入清水，放入红枣、黄芪，煮沸后转小火煮 20 分钟
  即可饮用。

功效 补益气血，利湿消肿，适合形体虚胖浮肿的痛风患者。

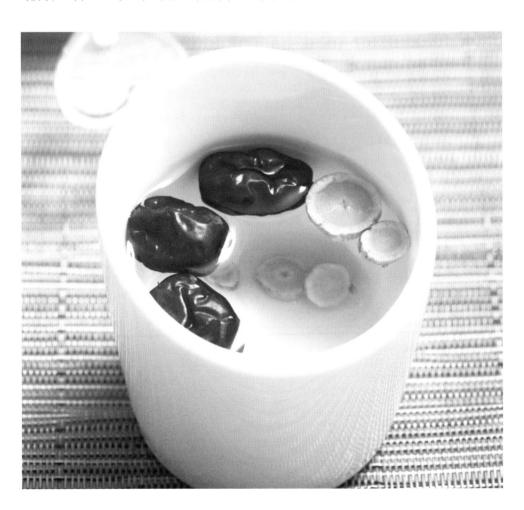

茯苓

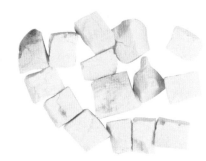

除湿解毒，通利关节

用　　法	性味归经
内服：煎汤，或入丸、散	性平，味甘、淡，归心、脾、肾经

推荐用量
每日 10～15 克为宜

为什么适宜吃

促进体内尿酸盐排出

茯苓含有的茯苓多糖、胆碱、钾等有利尿作用，能促进体内尿酸盐的排出。

降血压，调血糖

茯苓中的钾有降血压的作用。茯苓有增强胰岛素活性的作用，可调控血糖，对预防痛风并发糖尿病有一定食疗作用。

人群须知

推荐人群：尿少水肿、脾虚食少、泄泻便溏、心神不宁、失眠惊悸者。

慎食人群：小便过多、尿频遗精者。

豆蔻茯苓馒头 ②人份

材料　白豆蔻 5 克，茯苓 10 克，面粉 250 克，酵母 3 克。

做法

1 白豆蔻去壳，烘干研成细粉；茯苓烘干，研成细粉。

2 将面粉、豆蔻粉、茯苓粉、酵母和匀，加水适量，揉成面团，发酵待用。

3 将面团制成馒头坯，上笼蒸 20 分钟即可。

功效　健脾益胃，利尿祛湿，宁心安神。痛风患者适量食用，有助于补充体能，促进尿酸代谢。

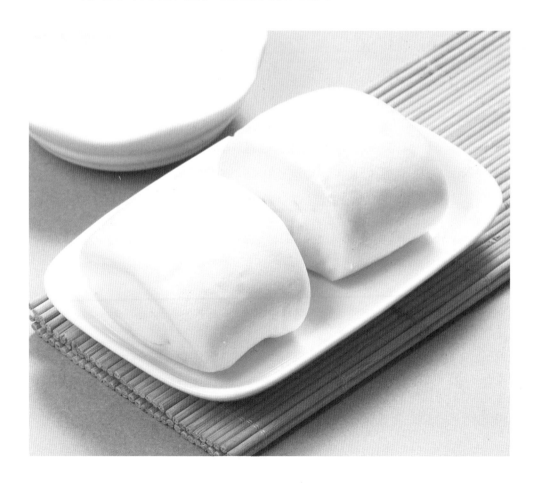

马齿苋

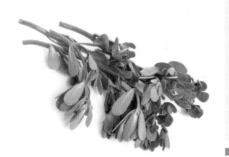

解毒消炎，清热退肿

用　　法	性味归经
内服：煎汤、煮粥、清炒、凉拌	性寒，味酸，归大肠、肝经

推荐用量
每日干品10~15克，鲜品30~60克为宜

为什么适宜吃

清热解毒，消炎利尿

中医认为，马齿苋全草供药用，有清热利尿、解毒利湿、消炎退肿等功效，有助于消除痛风患者出现的红肿热痛症状。

控血糖，抗血栓

马齿苋含有膳食纤维、钙、磷以及维生素 C 等营养物质，有助于调节人体糖代谢。另外，马齿苋含有的植物化学物有降低血液黏度、预防血栓形成的作用。

人群须知

推荐人群：痛风、糖尿病、前列腺炎、急性病毒性肝炎患者，尿血、便血、赤白带下、痈肿恶疮者。

慎食人群：脾胃虚寒、易腹泻者。

马齿苋炒鸡蛋 (1)人份

材料　马齿苋 50 克，鸡蛋清 2 个。

调料　盐 1 克，料酒 5 克。

做法

1 马齿苋择洗干净，切段；鸡蛋清打散，加入马齿苋调匀，加入盐、料酒调味。

2 锅置火上，放植物油烧热，将马齿苋和蛋清液倒入锅内，快速翻炒至熟即可。

功效　清热消肿，消炎，缓解痛风急性期出现的红肿热痛症状。

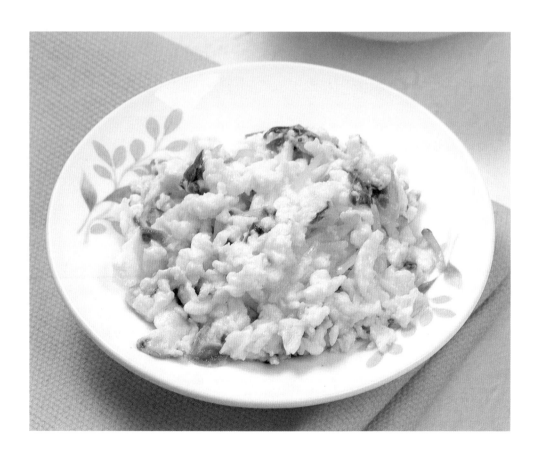

薄荷

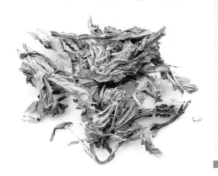

清热利尿，促进尿酸排泄

用　　法	性味归经
内服：泡茶、炖汤	性凉，味辛，归肺、肝经
推荐用量	
每日 3～10 克为宜	

为什么适宜吃

利尿，排尿酸

薄荷是药食两用植物。薄荷全草均可入药，薄荷叶有较好的利尿作用，可促进尿酸排出体外。

清肝火，降压

薄荷有清肝、醒目、降压的功效，可辅助调理痛风并发高血压。

人群须知

推荐人群：高血压、痛风、糖尿病患者，风热感冒、头痛、目赤、喉痹、口疮者。

慎食人群：阴虚血燥、表虚汗多、脾胃虚寒、腹泻便溏者。

鱼腥草薄荷茶 **1**人份

材料　鱼腥草干品 6 克，薄荷干品 3 克，甘草 2 克。

做法

将上述材料一起放入杯中，倒入沸水，盖盖闷泡约 5 分钟后饮用。

功效　清热解毒，消痈排脓，利尿通淋，减轻痛风患者的关节不适症状。

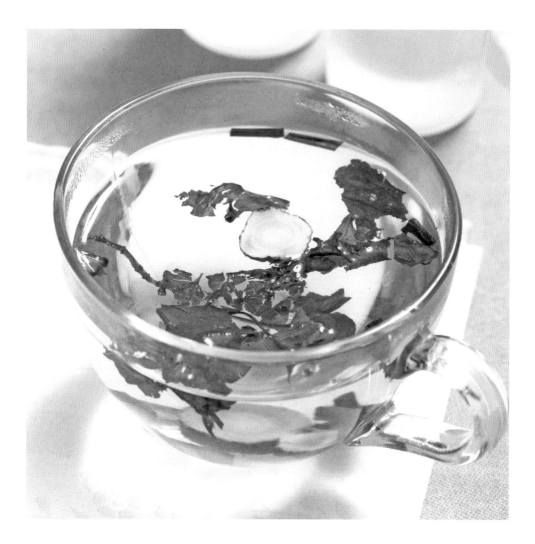

当归

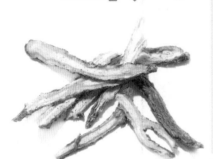

活血化瘀

用 法	性味归经
内服：煎汤，浸酒，熬膏或入丸、散	性微温，味甘、辛，归脾、肺经

推荐用量
每日 5～15 克为宜

为什么适宜吃

排尿酸

当归含有挥发油、维生素、有机酸，具有促进血液循环的作用，有助于尿酸排出体外。

辅治痛风并发肾病

当归能改善肾小球滤过功能及肾小管吸收功能，减轻肾损害，有助于辅治痛风并发肾病，缓解痛风症状。

人群须知

推荐人群：痛风、高血压患者，虚寒腹痛、便秘、风湿痹痛、月经不调、经闭痛经者。

慎食人群：腹胀、腹泻者，孕妇。

当归益母蛋 ②人份

材料 当归 15 克，益母草 30 克，鸡蛋 2 个。

做法

1 当归和益母草洗净；鸡蛋洗净，煮熟后去壳，用针扎数个孔。

2 锅置火上，将当归、益母草煎成药汁，放入鸡蛋煮 3～5 分钟即可。

功效 补肾养血，活血止痛，可促进痛风患者的气血循环，从而减少关节疼痛。

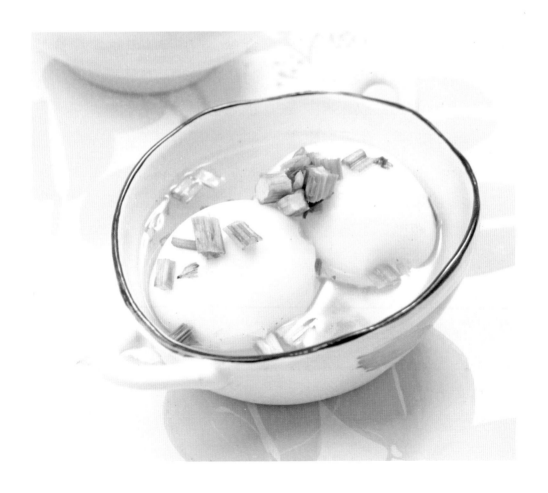

宜泡脚或外敷的中药

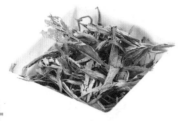

艾叶

买50克艾叶将其分成5份，每次取1份艾叶用纱布包好，放到装满水的锅里煮开。先熏脚，然后泡脚，水温在40～50℃时把双脚全部放入水中浸泡。泡脚时加姜，还可治风寒感冒、类风湿关节炎、咳嗽；加红花可改善静脉曲张、末梢神经炎、血液循环不良、手脚麻等。

Tips

水面一定要没过脚踝部，长期坚持用艾叶泡脚有助于促进局部血液循环，加速尿酸排泄。

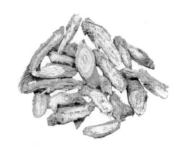

防风

防风有发表散风、除湿止痛的功效。在热水中加50克左右食盐，50～70克防风。泡脚时，先把脚放在热气上熏，待水温稍稍下降后再将双脚浸泡在水中互相搓擦，水凉时可加热水2～3次，泡至全身微微出汗，待水尚温时擦干脚部，盖上被子好好睡上一觉。坚持每天1次，每次30分钟。

Tips

阴血亏虚、热病动风以及血虚发痉、阴虚火旺者慎用。

PART 4

痛风并发症
饮食推荐
调节尿酸，远离并发症

痛风并发肥胖

痛风并发肥胖的饮食调理

摄入的热量应小于消耗的热量		膳食摄入的热量必须小于机体消耗的热量，总热量可根据性别、劳动等情况控制在 1000~2000 千卡。超重或肥胖者宜每周减重 0.5~1 千克，直至体重降至正常或接近正常
适量增加蔬果摄入量		绿叶蔬菜和低糖水果含膳食纤维多，水分充足，属低热量食物，有充饥作用，有助于排尿酸、控体重
优选低脂、低嘌呤食物		选择含脂肪、热量以及嘌呤都较低的食物；在尿酸控制较好时，适量增加糙米等食物的摄入
采用健康烹饪法		宜用蒸、煮、炖、拌、焯的烹调方法，避免油炸、油煎

高嘌呤饮食	☹	进食嘌呤含量较高的动物性食物，如动物内脏、鱼皮、鱼子、鱼干、带鱼、沙丁鱼、牡蛎等
摄入过量的盐	☹	盐具有亲水性，如果摄入过多，不仅会导致体内水钠潴留，还会增加人体的血容量和体重，不利于尿酸代谢
吃过量的高脂肪食物	☹	摄入过多脂肪，特别是食用油、肥肉、油炸食品等，会加重身体负担，不易控制体重和尿酸水平
晚餐过量	☹	人在晚上活动量少，热量消耗少，如果进食过量，易转化为脂肪，使人发胖

推荐食物

谷薯豆类

面粉、大米、玉米、小米、薏米、高粱米、土豆

蔬果类

苹果、桃、柠檬、橙子、橘子、菠萝、茄子、生菜、芹菜、黄瓜

肉蛋奶类

牛瘦肉、脱脂奶、鸡蛋、鸭蛋

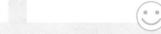

水产及菌藻类

海参、海蜇、鳕鱼、木耳

其他类

橄榄油、大蒜、苹果醋

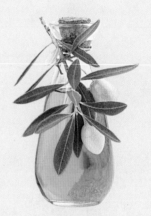

慎食食物

油饼、甜点、肥肉、动物内脏、鱼干、带鱼、牡蛎、咸菜、罐头、浓茶、各种酒类

痛风并发高血压

痛风并发高血压的饮食调理

增加蔬菜的摄入		每天蔬菜的摄入量不少于 500 克。新鲜蔬菜富含钾、维生素、膳食纤维，有助于利尿通便，稳定血压
补充含钾丰富的食物		适量增加含钾丰富的食物。富含钾的食物有土豆、黄瓜、芹菜、苋菜、梨、桃、菠萝、香蕉、橘子、西瓜等
注意水分的摄入，增加尿量		多补充水分，每天从汤（菜汤、米汤）、粥及饮水中摄入的总水量应在 2000～3000 毫升；日排尿量最好达到 2000 毫升，以稀释尿酸、促进尿酸排泄
适量摄入蛋白质		每日蛋白质摄入量为每千克体重 1 克（理想体重）。牛奶、鸡蛋中含嘌呤很少，可作为蛋白质的主要来源。适量摄入嘌呤含量较低的水产品以及豆腐等豆制品

过量吃高嘌呤动物性食物	😟	进食嘌呤含量较多的动物性食物，如动物内脏、鱼皮、鱼干、带鱼、沙丁鱼、鱼子、花蛤等
盐的摄入量超标	😟	饮食过咸。每天盐量应控制在2~5克。食盐量还应减去烹调用酱油等调料中所含的钠盐，3毫升酱油相当于1克盐。酱菜、咸菜、腐乳、咸肉等含钠较高，应尽量少吃或不吃
脂肪和胆固醇摄入超标	😟	过多摄入高脂肪、高胆固醇食物，如动物内脏及动物脑、蛋黄、蟹黄、虾子、肥肉、鱿鱼等，均对控压、控尿酸不利。每天烹调用油不超过25克
饮酒及含酒精的饮料	😟	酒精容易使体内乳酸堆积，对尿酸排出有抑制作用，容易诱发痛风，对控血压也不利

推荐食物

谷薯豆类

糙米、小米、面粉、山药、玉米、红薯

蔬果类

西瓜、香蕉、橘子、猕猴桃、芹菜、番茄、冬瓜

肉蛋奶类

动物血、鸡蛋、鸭蛋、牛奶

水产及菌藻类

鳕鱼、海参、海蜇、银耳、金针菇

其他类

玉米油、大豆油、橄榄油、大蒜、苹果醋

慎食食物

奶油蛋糕、油条、肥肉、动物内脏、香肠、鱼干、沙丁鱼、带鱼、海米、咸菜、酱菜、浓茶、运动型饮料、各种酒类

痛风并发血脂异常

痛风并发血脂异常的饮食调理

多吃新鲜蔬果	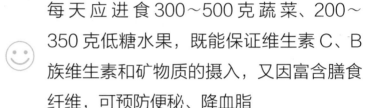	每天应进食300~500克蔬菜、200~350克低糖水果，既能保证维生素C、B族维生素和矿物质的摄入，又因富含膳食纤维，可预防便秘、降血脂
限制嘌呤和胆固醇摄入量	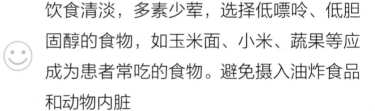	饮食清淡，多素少荤，选择低嘌呤、低胆固醇的食物，如玉米面、小米、蔬果等应成为患者常吃的食物。避免摄入油炸食品和动物内脏
选用低脂食物		脱脂奶、大豆制品的脂肪含量较少，可作为优质蛋白质来源，取代肉类；少吃动物油，多用植物油
适当喝绿茶	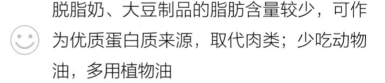	喝绿茶。绿茶中的茶多酚有降血压、降血脂、增加血管弹性的作用

高嘌呤饮食	☹	进食嘌呤含量高的食物，如动物内脏、鱼子、鱼干、牡蛎、带鱼、火锅汤等
过多摄入高胆固醇、高脂肪食物	☹	进食过多脂肪、胆固醇含量高的食物，如甜食、猪肝、蛋黄、鱼子、蟹黄、油炸食品等
晚餐吃得过饱，过于油腻	☹	晚餐过晚，吃油腻和难以消化的食物。这样做会促进胆固醇在动脉壁上沉积，加速动脉硬化的发生
过量饮酒	☹	酒精会阻止尿酸排出体外，从而导致尿酸升高。长期大量饮酒，可导致血尿酸增高和血乳酸增高，诱发痛风性关节炎急性发作。对于痛风急性发作、药物控制不佳或慢性痛风石关节炎的患者，应忌酒
过量摄入碳酸饮料	☹	饮料中的甜味部分多来自富含果糖的玉米糖浆，它能显著增加血尿酸水平。所以痛风患者除了强调限制嘌呤摄入外，也要注意含果糖饮料的摄入

推荐食物

谷薯豆类
玉米、全麦面粉、大米、燕麦、糙米、土豆

蔬果类
山楂、苹果、香蕉、梨、胡萝卜、黄瓜、番茄、韭菜、苋菜

肉蛋奶类
动物血、牛瘦肉、脱脂奶、酸奶、蛋清

水产及菌藻类
鳕鱼、海蜇、海参、木耳、银耳

其他类
橄榄油、苹果醋、大蒜

慎食食物

动物内脏、肥肉、蛋黄、全脂乳品、腊肉、油条、蛋糕、动物油、浓茶、糖果、各种酒类和碳酸饮料

痛风并发冠心病

痛风并发冠心病的饮食调理

供给充足的维生素和矿物质	☺	膳食中应注意多吃含镁、铬、锌、钙、硒及B族维生素、维生素C的食物，如胡萝卜、番茄、大蒜、洋葱、芹菜、山楂、橘子、柠檬、苹果等
适当增加膳食纤维的摄入	☺	膳食纤维能吸附胆固醇，阻止胆固醇被人体吸收，并能促进胆酸从粪便中排出，降低血胆固醇水平，减轻冠心病症状。膳食纤维还有润肠通便作用，有助于因便秘导致的脑血管意外
每餐宜吃七成饱	☺	饱餐可以诱发和加重心绞痛，已有报道，饱餐是猝死的重要诱因。所以，每餐只吃七成饱，不暴饮暴食，尤其是晚餐的进食量宜少

摄入过多钠盐含量高的食物	☹	早餐尽量少吃或不吃咸菜、腐乳等食品；午餐和晚餐炒菜时要少放盐，少用酱油、鸡精。心力衰竭患者每天食盐量不超过 3 克为宜
添加糖摄入过量	☹	食用复合碳水化合物，少吃或不吃富含蔗糖、葡萄糖的食物，以及含有过多添加糖的食品
食用刺激性食物	☹	大量摄入烈酒、浓茶、浓咖啡等，不利于排尿酸、保护心血管
高嘌呤和高胆固醇饮食	☹	大量食用富含胆固醇、嘌呤的肥肉、动物油、全脂乳品、蛋黄、动物内脏等食物，会诱发或加重冠心病及痛风急性发作

推荐食物

谷薯豆类

大米、面粉、燕麦、玉米、小米、薏米、红薯

蔬果类

梨、柠檬、葡萄、大白菜、黄瓜、苦瓜、丝瓜、冬瓜、胡萝卜、白萝卜、番茄

肉蛋奶类

动物血、脱脂奶、蛋清

水产及菌藻类

海参、海蜇、木耳

其他类

橄榄油、苹果醋、杏仁、大蒜

慎食食物

含油脂及添加糖的糕点、肥肉、动物内脏、香肠、奶油、带鱼、沙丁鱼、咸菜、酱菜、罐头、浓茶、各种酒类和碳酸饮料

痛风并发糖尿病

痛风并发糖尿病的饮食调理

确保主食供给量，但要选低GI食物		米饭、馒头、面条等主食的主要成分是碳水化合物，碳水化合物可促进尿酸排出。但痛风并发糖尿病患者应控制碳水化合物的摄入量，每日每千克体重提供 4～5 克为宜，且选择 GI 值低的食物
保证优质蛋白质的摄入		每日每千克体重应摄取 0.8～1 克蛋白质，以牛奶、鸡蛋为主。如果是肉类，应去皮，煮沸后去汤食用
补充充足的水分		每日饮水 2000～3000 毫升，以促进尿酸排出。以饮用白开水、淡茶水、矿泉水等为宜
摄入充足的膳食纤维		膳食纤维能减少胆固醇的吸收，增加粪便体积和肠蠕动，促进胆固醇排出，起到降血脂、控血糖的作用。每日摄入 25～35 克膳食纤维最为理想

不限制脂肪的摄入		脂肪可减少尿酸排出，因此脂肪每日摄取量应控制在总热量的 20%～25%
高嘌呤饮食		食用高嘌呤食物，如动物内脏、骨髓、带鱼、火锅、老汤等
饮酒		酒类尤其是啤酒本身含大量嘌呤，可使血尿酸浓度增高。因此，痛风患者不宜饮酒，更不能空腹饮酒
不爱喝水或用果汁代替日常饮水		有些痛风患者不爱喝白开水，甚至用果汁代替日常饮水，然而果汁中的果糖可促进人体尿酸合成，如果大量饮用果汁，就有可能增加体内尿酸水平，加重疾病

推荐食物

谷薯豆类

燕麦、面粉、糙米、高粱、玉米

蔬果类

柚子、猕猴桃、柠檬、白菜、生菜、莴笋、紫甘蓝、番茄、茄子

肉蛋奶类

牛瘦肉、动物血、鸡蛋、脱脂奶

水产及菌藻类

鳕鱼、海蜇、海参、海带、木耳

其他类

菜籽油、橄榄油、杏仁、核桃、绿茶

慎食食物

动物内脏、肉脯、浓肉汁、肉馅、鱼皮、鱼子、鱼干、沙丁鱼、凤尾鱼、贝类、虾类、各种酒、奶油蛋糕、糖果、甜饮料

PART 5

膳食细节推荐

养成良好饮食习惯，稳定尿酸水平

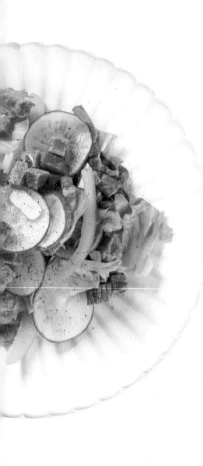

烹调细节

选用蒸、煮、凉拌的烹调方式

　　这些烹饪方式能减少用油量。在做蔬菜汤时，可选胡萝卜、番茄、芹菜等，不但味道鲜美，还可以减少用盐量，促进排尿酸。烹饪肉食时，可先将肉焯水或煮熟，弃汤后再行烹调，可减少脂肪摄入，有助于控尿酸。

食物宜切大块

　　将所要烹饪的食物切大块能减少食材的总面积，烹饪起来吸油少、不易耗油，以减少用油量，防止营养素流失。

少喝汤，加配料

　　在吃鱼或畜禽肉时，少喝汤能很好地减少嘌呤的摄入。在食用时还可以加大蒜和姜，可以使胆固醇吸收率下降 10%～15%，还能促进全身循环，起到辅助降血脂、防止肥胖的功效。

豆类宜加工成豆制品食用

虽然黄豆的嘌呤含量较高，但经过加工，制成豆腐、豆浆等豆制品，嘌呤含量已经大幅下降。高尿酸血症和痛风患者可以用豆制品来部分替代鱼虾肉类。

烹调用油宜选植物油

植物油中富含不饱和脂肪酸，对血管健康很有利，它能够减轻血液中尿酸的水平。而动物油富含饱和脂肪酸，不利于血液循环，长期大量食用会对健康产生不利影响。痛风患者适宜食用的植物油有橄榄油、玉米油、香油等。

用柠檬汁调味

做荤菜时加柠檬汁不仅可降低食物的血糖生成指数，还可以预防痛风性肾结石。另外，用柠檬汁来调味，既可以减盐，又可以让味道更好。比如煎蛋的时候少放点盐，加点柠檬汁就很美味，也更健康。

合理添加调料

对于有痛风并发症的患者，调料的添加需要注意。如痛风并发高血压的患者要限制盐的摄入，烹调时可通过加葱、蒜、香油等调料来增加食物的美味。另外，鸡精、味精最终在体内都会分解出钠，因此在添加时应格外注意，不可过量使用。

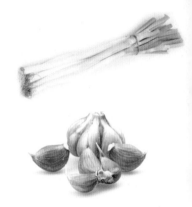

选择合适的烹饪工具：微波炉、不粘锅、烤箱

对痛风患者来说，微波炉或不粘锅是合理烹饪不可或缺的厨具。使用微波炉或不粘锅可避免因用油过多而造成热量摄入过剩。

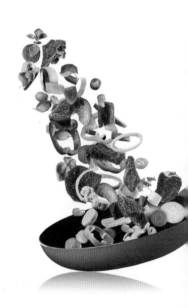

烤箱既可以除去多余的油以降低热量，又能烤出喷香的美食。另外，烤鱼或烤肉时在盘底铺上锡箔纸，能吸去溶出的嘌呤和油，从而降低食物中的嘌呤含量和热量。

低盐烹调

盐放少了，做出来的饭菜吃起来就没有味道了？其实不然，下面一些小方法，让你在享受美食的同时也不用担心盐摄入过多。

1. 汤汁中的盐含量较多，在食用汤类或炖煮类食物时，最好仅食用食材部分，丢失底汤，这样能减少盐分和嘌呤的摄入。

2. 吃米饭时少浇汁，汤汁容易渗入米饭中；还应少吃咸菜、鱼罐头等佐餐小菜。

3. 用酱油时，一定要控制好量。一个很好的方法是，酱油可以搭配柠檬汁、醋等混合起来作为调料使用，这样可以减少酱油用量。而且，柠檬汁含有丰富的维生素 C，有助于保护血管，可谓一举多得。

4. 蔬菜能生吃尽量生吃，或者采用凉拌的方法，这样不但能减少用盐量，还能最大限度地保留蔬菜的营养素，对预防高尿酸血症和痛风有益。

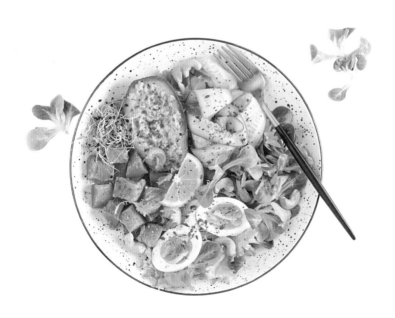

掌握味精食用方法

味精是以淀粉（玉米淀粉较多）为原料，利用发酵工艺制成，根据国家标准，99% 以上的成分为谷氨酸钠，这种成分能够增加食品的鲜味，炒菜、凉拌、汤品都可以用。由于味精本身是一种氨基酸，就存在于一些天然食物中，少量食用不会对身体造成危害。但是味精中的钠含量较高，所以食用时要格外注意。

1. 不要用高温烹调，最佳添加味精的时间是将要出锅时；需要勾芡的菜，宜在勾芡之前加。

2. 凉拌菜时，最好用水将味精化开再加入。

3. 炒鸡蛋时不宜再加味精。因为鸡蛋本身含有较多的谷氨酸，加味精如同画蛇添足，还增加了钠的摄入量。

4. 高汤、肉类以及水产等食物本身有鲜味，烹调时不必再加味精。

5. 孕妇、高血压人群不宜用味精。

饮食习惯细节

宜多喝水

调理痛风的关键是将血尿酸降下来。尿酸主要通过尿液排出，所以应该多喝水。心肾功能正常者，每日饮水量应大于2000毫升，以保证一天不少于2000毫升的排尿量，保证尿酸的排出量。

痛风患者最好选择喝白开水。白开水的渗透压最利于体内各种有害物质的溶解，而且白开水不含热量，不用消化就能被人体直接吸收利用。建议喝30℃以下的温水，这样不会过于刺激胃肠道，不易造成血管收缩。

宜多吃低嘌呤蔬果

蔬果中除了菜花、豆角、茴香等嘌呤量较高外，绝大多数蔬果嘌呤含量都很低，可以放心食用。

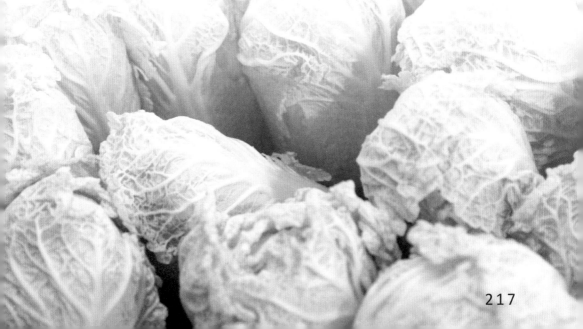

适量摄入蛋白质

蛋白质可根据自身体重，按比例来摄入。每日每千克体重应摄入 0.8~1.0 克的蛋白质，并应以牛奶、鸡蛋为蛋白质的主要食物来源。如果是瘦肉等，应该煮沸后去汤食用。避免吃炖肉或卤肉。

需要注意的是，痛风患者在急性发作期不能摄入高嘌呤海鲜、动物内脏、肉类和大豆，更应该通过增加鸡蛋和牛奶的摄入量来满足身体对优质蛋白质的需要。

吃饭要细嚼慢咽

食物入口后，放下筷子以及其他餐具，然后将食物在嘴里咀嚼 30 次。

这样做能够刺激大脑中的饱足中枢神经，让人容易产生饱足感，进而减少进食量，食物中的营养也能更充分地利用和吸收。需要注意的是，饱足神经在进食后 20 分钟才易产生反馈信号，因此，多花点时间咀嚼能用较少的食物满足食欲，间接减少了脂肪的摄入。

控制食物总热量

因痛风患者多伴有肥胖、高血压和糖尿病等，所以应控制体重、限制热量，体重最好低于理想体重的 10%~15%。热量根据病情确定，一般为 1500~1800 千卡。千万不要减重过快，要循序渐进。

高嘌呤食物要避免

根据不同病情来决定膳食中的嘌呤含量，痛风急性发作时，每天嘌呤量应控制在150毫克以下，以免增加外源性嘌呤的摄入。缓解期避免进食高嘌呤食物，如动物内脏、沙丁鱼、凤尾鱼、鲭鱼、肉汁、小虾、肉汤及黄豆等，可适量摄入中等嘌呤食物。

不宜过量摄入脂肪

为了促进尿酸的正常排泄，应控制脂肪摄入量。痛风并发血脂异常者，脂肪的摄入量应控制在总热量的20%～25%。在烹调肉制品时，应先用水焯一下再烹调，从而降低肉食中的嘌呤量和脂肪含量。

不要等口渴才喝水

痛风患者应采取主动喝水的积极态度，不能等口渴时才喝水，因为口渴说明体内已处于缺水状态，这时才饮水对促进尿酸排泄效果较差。

饮水的最佳时间是两餐之间、晚间和清晨。晚间指晚餐后45分钟至睡前这段时间；清晨指起床后至早餐前30分钟。

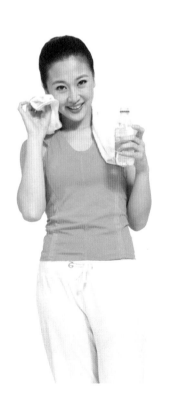

最好忌酒

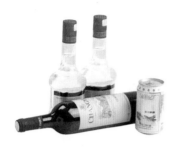

酒精容易使体内乳酸堆积，对尿酸排出有抑制作用，从而易诱发痛风。啤酒中含有大量嘌呤，最容易导致痛风急性发作，应绝对禁止。

不要喝浓茶

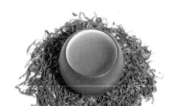

痛风患者易并发痛风性肾结石、痛风性肾功能衰竭，而浓茶所含的咖啡因不仅会加重肾脏负担，所含的鞣酸还会导致结石增多，所以痛风患者不宜喝浓茶。

过食甜食要不得

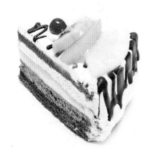

经过油煎或油炸的食品，会使人体摄入过多的脂肪，使血脂、血糖发生波动。对于痛风并发血脂异常、痛风并发糖尿病的患者来说，烹调食物时应避免油煎、油炸等烹调方法。

动物内脏要少吃

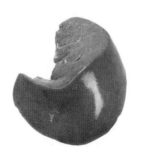

平时禁食动物心、肝、肾等高嘌呤食物。有些人喜欢吃羊杂和羊肉汤，这些都是嘌呤含量很高的食物，痛风患者要尽量避免食用。

浓汤、老汤不宜喝

浓汤、老汤中嘌呤含量很高，痛风患者尤其是处于急性发作期的患者最好不喝。有痛风家族遗传史、肥胖、血压高者也应尽量避免。

痛风患者千万不能喝火锅汤。因为火锅汤久沸不止、久涮不换，而肉类、海鲜等食物又是吃火锅常配菜，其中所含嘌呤多溶于汤中，汤中的嘌呤含量远远大于食物本身。

很多人喜欢煲汤，用小火慢炖 3～4 小时。由于长时间炖煮，汤中的嘌呤含量很高，食用后容易导致高尿酸，从而引发痛风。因此，痛风患者煲汤时要注意：一是煲肉类汤，尤其是鱼汤，1小时即可，最长不超过 2 小时；二是少放盐；三是少用肥肉，避免汤中脂肪含量过高；四是汤中适量加入蔬菜以减少嘌呤和脂肪摄入量。

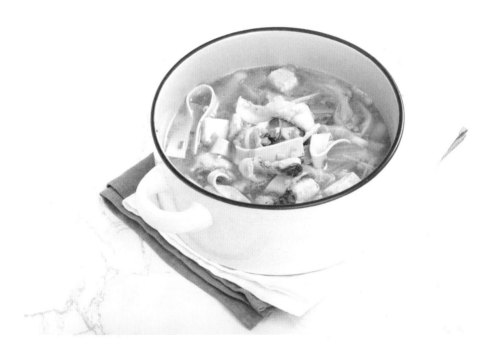

不要一边喝啤酒一边吃烧烤

　　啤酒最好不要搭配烧烤。烧烤类食品的原料大多为海鲜、动物内脏以及肉类，它们和啤酒一样，同属高嘌呤食物，而嘌呤代谢异常是诱发痛风的重要因素。如果进食烧烤的同时喝啤酒，会使患痛风的风险增大。因此，喝啤酒时应尽量避免吃烧烤。

避免隐形盐

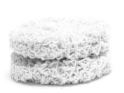

面包

一片面包含盐量高达 **50～250** 毫克

比萨

12 寸的比萨 1/6 平均含 **0.6** 克盐

榨菜

100 克榨菜含 **11.3** 克盐

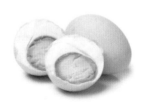

方便面

一袋方便面含 **5.4** 克盐

咸鸭蛋

一个咸鸭蛋含 **4.1** 克盐

火腿

一片 30 克的火腿平均含 **0.3** 克盐

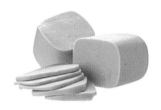

PART 6

痛风不同时期
饮食与用药

对症控尿酸，
疾病不恶化

痛风急性期的饮食

需要重点关注的细节

☺ 多吃高钾食物，如香蕉、菠萝、番茄等；钾可减少尿酸沉积，有助于将尿酸排出体外

☺ 充足的水分可促进尿酸排出。每天喝 2000~3000 毫升的水有助于排尿酸

☺ 严格限制嘌呤的摄入。每日嘌呤摄入量控制在 150 毫克以下，以低嘌呤食物为主，如牛奶、蛋类、低嘌呤蔬果等

☺ 以牛奶（每日 200~300 克）、鸡蛋（特别是蛋白）、谷类为蛋白质的主要来源。鸡蛋与牛奶中均含优质蛋白质，可提供人们必需的氨基酸以及多种营养成分，而且它们所含的嘌呤低于各种畜禽肉类、鱼类

☹ 不宜食用动物内脏及鱼、虾、蟹、大豆、肉汤、肉馅等高嘌呤食物

☹ 不宜食用刺激性食物。患者痛风急性发作期应限制浓咖啡、浓茶、花椒等刺激性食物

☹ 不宜饮酒。酒易诱发痛风性关节炎急性发作，一定不能喝

痛风急性发作期的食物

谷薯类

面粉、小米、苏打饼干、山药、土豆、红薯等

蔬果类

白萝卜、胡萝卜、黄瓜、番茄、大白菜、芹菜、樱桃、苹果、梨、西瓜、草莓、柠檬、杏等

肉蛋奶类

脱脂奶、鸡蛋等

水产类

海参、海蜇等

菜花、米糠、黄豆、虾蟹、鲈鱼、动物内脏、畜禽肉等

痛风急性发作期一周食谱举例

星期一

早餐
馒头
凉拌黄瓜
牛奶

午餐
白米饭
番茄炒鸡蛋
冬瓜汤

晚餐
清汤面条
清炒西葫芦

星期二

早餐
小米粥
苏打饼干
凉拌萝卜丝

午餐
白面馒头
黄瓜鸡蛋汤
清炒芹菜

晚餐
白米饭
莜麦菜炒鸡蛋
醋熘白菜

星期三

早餐
白面花卷
凉拌黄瓜
小米粥

午餐
白米饭
清炒山药
冬瓜汤

晚餐
白面馒头
青椒炒鸡蛋
番茄丝瓜汤

星期四

早餐
白米粥
煮鸡蛋
凉拌苋菜

午餐
黄瓜清汤面
清炒大白菜

晚餐
白米饭
凉拌莴笋丝
素炒胡萝卜

星期五

早餐
苏打饼干
清炒胡萝卜丝
牛奶

午餐
白面馒头
醋熘土豆丝
蛋花汤

晚餐
白米饭
清炒白菜
冬瓜鸡蛋汤

星期六

早餐
白面馒头
凉拌黄瓜
牛奶

午餐
白米饭
洋葱炒鸡蛋
凉拌苦瓜

晚餐
青菜面
蒸茄子

星期日

早餐
白米粥
花卷
炝拌芹菜

午餐
素菜包
黄瓜鸡蛋汤

晚餐
白米饭
清炒空心菜
番茄绿豆芽汤

痛风急性期的用药

药物调理痛风的意义

1. 迅速终止发作，防止复发。

2. 纠正高尿酸血症，使尿酸维持在正常水平。

3. 防止尿酸结石形成与肾功能损害。

4. 缓解关节红肿热痛的炎性症状以及功能障碍。

痛风急性发作期用药须知

痛风急性发作期，患者受累关节出现红肿热痛症状时，应尽早使用秋水仙碱或非甾体抗炎药，直至炎症消退，防止因过早停药而诱使症状加重或复发。这期间要避免使用丙磺舒、苯溴马隆和别嘌醇。

1 消炎药（吲哚美辛）

功效： 解热、缓解炎性疼痛作用明显，可用于急、慢性风湿性关节炎、痛风性关节炎。

使用方法： 初剂量为每次 25～30 毫克，每 8 小时 1 次，症状减轻后改为 25 毫克，每日 2～3 次，连服 2～3 日。

使用须知： 不良反应有胃肠道刺激、水钠潴留、头晕、头痛、皮疹等，有活动性消化道溃疡者禁用。

2 秋水仙碱

功效： 对急性痛风性关节炎有选择性消炎作用，用药后数小时关节炎性症状消退。

使用方法： 开始 1 毫克，1 小时后再服用 0.5 毫克，12 小时后，如有必要，可再服用 0.5 毫克。之后每天服用 0.5 毫克 2～3 次，直至疼痛症状缓解，通常不超过 2 周。服药前请咨询医生。

使用须知： 用药期间应定期检查血象及肝、肾功能。该药不良反应较多，一定要在医生指导下使用。

3 保泰松或羟基保泰松

功效： 抗炎作用明显，且能促进尿酸排出，对发病数日者仍有效。

使用方法： 初剂量为每次 0.2～0.4 克，以后每 4～6 小时 0.1 克，症状好转后减为 0.1 克，每日 3 次，连续服用数日停药。服药前请咨询医生。

使用须知： 本药可引起胃出血及水钠潴留，有时也会引起白细胞及血小板减少，有活动性溃疡病患者及心功能不全者忌用。

4 布洛芬

功效： 具有抗炎、镇痛、解热作用。

使用方法： 每次0.2～0.4克，每日2～3次，可使急性症状在2～3日内快速得到控制。

使用须知： 该药不良反应较小，偶有胃肠道反应及转氨酶升高。

5 炎痛喜康（吡氧噻嗪）

功效： 有明显的镇痛、抗炎及一定的消肿作用。

使用方法： 每日20毫克，1次顿服。

使用须知： 用药后偶有胃肠道反应，长期用药应注意血象及肝、肾功能变化。

6 萘普生

功效： 有抗炎、解热、镇痛作用，对于类风湿关节炎、骨关节炎、强直性脊柱炎、痛风等均有一定疗效。

使用方法： 口服，每日500～750毫克，分2次服用，不良反应小。

如何预防痛风急性发作

1 避免引起痛风急性发作的诱因，包括过度劳累、关节损伤、关节受凉等。

2 控制尿酸。对于反复发作的痛风，血尿酸的目标值是360微摩/升；有痛风石时，血尿酸的目标值是300微摩/升。

3 适当锻炼，减轻体重。

痛风缓解期的饮食

需要重点关注的细节

☺ 在痛风缓解期，可以恢复正常的平衡膳食。蛋奶类、蔬果类和主食类都基本与正常人饮食相同

☺ 可选择低或中嘌呤含量的食物。限量选用中嘌呤含量的食物，自由选择低嘌呤含量的食物

☺ 控制肉类和海鲜的摄入量。可适当摄入肉类和海鲜，但不仅在量上要控制，在种类上更要精挑细选，每日肉类和海鲜要控制在 150 克内，并选择嘌呤含量较低的品种

☺ 超重或肥胖的痛风患者应逐渐减轻体重，适当控制热量摄入，少吃高热量、高脂肪食物

☺ 每天喝水 2000～3000 毫升，以降低尿酸浓度，促进尿酸排泄，减少肾结石的形成

☹ 不宜饮酒。酒精在体内会引起乳酸堆积，且饮酒过多还会引起血脂增高

☹ 不宜高嘌呤饮食。进食以牛肚、猪肚、蘑菇、肥牛等为锅底的火锅，喝久煮的老锅汤均会导致嘌呤值迅速升高

痛风缓解期的食物

谷薯类

大米、馒头、面条、通心粉、山药、芋头、土豆、红薯等

蔬果类

白萝卜、胡萝卜、黄瓜、番茄、大白菜、芹菜、莴笋、莲藕、香蕉、苹果、梨、西瓜、草莓、杏等

肉蛋奶类

牛瘦肉、鸡蛋、牛奶、酸奶等

水产及菌藻类

木耳、海蜇、鳕鱼、海参等

绿豆、黄豆、动物内脏、紫菜、鸡胸肉、牡蛎等

痛风缓解期一周食谱举例

星期一

 早餐
馒头
凉拌白菜心
牛奶

 午餐
白米饭
丝瓜炒鸡蛋
冬瓜汤

 晚餐
清汤面条
清炒菜花

星期二

 早餐
小米粥
苏打饼干
凉拌土豆丝

 午餐
白面馒头
黄瓜木耳汤
清炒小油菜

 晚餐
白米饭
韭菜炒鸡蛋
清炒胡萝卜丝

星期三

 早餐
白面花卷
凉拌芹菜

 午餐
白米饭
清炒南瓜丝
鸡蛋汤

 晚餐
白面馒头
丝瓜番茄汤
洋葱炒鸡蛋

星期四

早餐
白米粥

煮鸡蛋

凉拌木耳

午餐
小白菜清汤面

清炒黄瓜

晚餐
白米饭

蒜泥茄子

素炒土豆丝

星期五

早餐
小米牛奶粥

清炒萝卜丝

玉米馒头

午餐
白面馒头

醋熘白菜

番茄鸡蛋汤

晚餐
白米饭

清炒西葫芦

南瓜汤

星期六

早餐
白面馒头

凉拌菠菜

牛奶

午餐
白米饭

番茄炒鸡蛋

凉拌苦瓜

晚餐
青菜面

凉拌茄子

星期日

早餐
白米粥

花卷

炝拌笋丝

午餐
素菜包

黄瓜木耳汤

晚餐
白米饭

蒜蓉茼蒿

冬瓜鸡蛋汤

痛风缓解期的用药

当痛风发作完全停止，进入缓解期后，可根据情况选用排尿酸药或（和）抑制尿酸生成药，使血尿酸维持在正常范围（尿酸正常范围见本书第 16 页）。

痛风缓解期用药须知

根据患者肾功能及 24 小时尿酸排出量，每日排出尿酸量低于 600 毫克及肾功能良好者，用排尿酸药；肾功能不全及每日排出尿酸量高于 600 毫克者，选用抑制尿酸生成药；血尿酸增高明显及痛风石大量沉积者，可二者合用。但两组药物都没有消炎止痛的作用，且在使用过程中有动员尿酸进入血液循环，导致关节炎急性发作的可能，所以不适合在急性期使用。

1 丙磺舒

功效： 排尿酸药。

使用方法： 初用 0.25 克，每日 2 次，2 周内增至 0.5 克，每日 3 次，最大剂量每日不超过 2 克。

使用须知： 约 5% 的患者发生皮疹、发热、胃肠刺激、肾绞痛及诱发急性发作等不良反应。

2　苯溴马隆

功效： 排尿酸药。

使用方法： 每日 1 次，25～100 毫克。

使用须知： 可有胃肠道反应、肾绞痛及诱发痛风急性发作等不良反应。

3　磺吡酮

功效： 排尿酸药。

使用方法： 自小剂量开始，50 毫克，每日 2 次，渐增至 100 毫克，每日 3 次，每日最大剂量为 600 毫克。

使用须知： 此药对胃黏膜有刺激作用，胃及十二指肠溃疡病患者慎用。

4　别嘌醇

功效： 抑制尿酸生成药。

使用方法： 每次 100 毫克，每日 3 次，可增至 200 毫克，每日 3 次。

使用须知： 个别患者可有发热、过敏性皮疹、腹痛、腹泻、白细胞及血小板减少，甚至肝功能损害等不良反应，停药及给予相应调理一般均能恢复。

附录 常见食物嘌呤含量表

● 谷薯豆类及其制品嘌呤含量

食物	嘌呤含量（毫克/100克）	食物	嘌呤含量（毫克/100克）
黄豆	218	面粉	26
绿豆	196	小麦	25
干豆腐	94	挂面	21
豆腐（北）	68	小米	20
黑米	63	薏米	15
燕麦	59	山药	15
豇豆	53	高粱米	15
糯米	50	红薯	13
大米	44	土豆	13
糙米	35	玉米	12
荞麦	34		

● 蔬菜类食物嘌呤含量

食物	嘌呤含量（毫克/100克）	食物	嘌呤含量（毫克/100克）
金针菇	59	茴香	38
菜花	41	水发木耳	38
豆角	40	香菇（鲜）	37

续表

食物	嘌呤含量（毫克/100 克）	食物	嘌呤含量（毫克/100 克）
葱	31	苦瓜	12
苋菜	24	荠菜	12
空心菜	22	黄瓜	11
香菜	21	白萝卜	11
西葫芦	20	绿豆芽	11
芥蓝	19	紫甘蓝	10
胡萝卜	17	圆白菜	10
韭黄	17	莲藕	10
油菜	17	菠菜	8
番茄	17	辣椒	6
茼蒿	15	柿子椒	6
大白菜	14	姜	5
丝瓜	14	芹菜	5
莜麦菜	13	洋葱	4
茄子	13	冬瓜	1
莴笋	12		

● 水果类食物嘌呤含量

食物	嘌呤含量（毫克/100 克）	食物	嘌呤含量（毫克/100 克）
草莓	21	菠萝	11
桃	14	樱桃	11
芒果	12	橙子	9

续表

食物	嘌呤含量（毫克/100克）	食物	嘌呤含量（毫克/100克）
葡萄	8	梨	5
哈密瓜	7	橘子	4
香蕉	7	木瓜	4
西瓜	6	柠檬	3
猕猴桃	6	苹果	1

● 畜禽蛋奶类食物嘌呤含量

食物	嘌呤含量（毫克/100克）	食物	嘌呤含量（毫克/100克）
鸭肝	398	鸡心	168
鸭肠	346	兔肉	148
鸡肝	317	鸭肉	138
猪大肠	296	猪瘦肉	138
猪肝	275	猪耳	114
猪肺	272	羊肉	109
鸭心	259	牛肉	105
猪肚	252	牛肚	80
牛肝	251	猪血	40
猪肾	239	鸡蛋	1
鸡胸肉	208	牛奶	1
猪心	170		

● 水产类食物嘌呤含量

食物	嘌呤含量（毫克/100克）	食物	嘌呤含量（毫克/100克）
紫菜（干）	415	草鱼	134
带鱼	391	武昌鱼	128
牡蛎	242	鳝鱼	127
海鲈鱼	227	罗非鱼	126
青虾	180	鲤鱼	122
黑鱼	169	海带（鲜）	97
三文鱼	168	乌贼	88
海鳗	160	鳕鱼	71
鲫鱼	154	海蜇皮	9
鲢鱼	141	鲜海参	8
螃蟹	139		

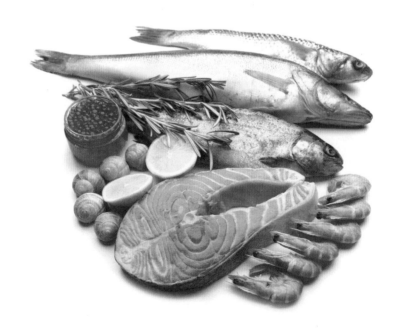